百科通识
文库

49

浅论精神病学

汤姆·伯恩斯 著

田成华 李会谱 译

U0213526

外语教学与研究出版社

北京

京权图字：01-2006-6832

Psychiatry was originally published in English in 2006.
This Chinese Edition is published by arrangement with Oxford University Press and is for sale in the People's Republic of China only, excluding Hong Kong SAR, Macau SAR and Taiwan Province, and may not be bought for export therefrom.
英文原版于 2006 年出版。该中文版由牛津大学出版社及外语教学与研究出版社合作出版，只限中华人民共和国境内销售，不包括香港特别行政区、澳门特别行政区及台湾省。不得出口。© Tom Burns 2006

图书在版编目（CIP）数据

　　浅论精神病学 ／（英）伯恩斯（Burns, T.）著；田成华，李会谱译. —北京：外语教学与研究出版社，2015.8
　　（百科通识文库）
　　ISBN 978-7-5135-6525-7

　　Ⅰ. ①浅⋯　Ⅱ. ①伯⋯　②田⋯　③李⋯　Ⅲ. ①精神病学　Ⅳ. ①R749

　　中国版本图书馆CIP数据核字(2015)第198873号

出 版 人	蔡剑峰
项目策划	姚　虹
责任编辑	徐　宁
封面设计	泽　丹
版式设计	锋　尚
出版发行	外语教学与研究出版社
社　　址	北京市西三环北路19号（100089）
网　　址	http://www.fltrp.com
印　　刷	三河市紫恒印装有限公司
开　　本	889×1194　1/32
印　　张	7
版　　次	2015年9月第1版 2015年9月第1次印刷
书　　号	ISBN 978-7-5135-6525-7
定　　价	20.00元

购书咨询：（010）88819929　电子邮箱：club@fltrp.com
外研书店：http://www.fltrpstore.com
凡印刷、装订质量问题，请联系我社印制部
联系电话：（010）61207896　电子邮箱：zhijian@fltrp.com
凡侵权、盗版书籍线索，请联系我社法律事务部
举报电话：（010）88817519　电子邮箱：banquan@fltrp.com
法律顾问：立方律师事务所　刘旭东律师
　　　　　中咨律师事务所　殷　斌律师
物料号：265250001

百科通识文库书目

历史系列：

美国简史 探秘古埃及

古代战争简史 罗马帝国简史

揭秘北欧海盗

日不落帝国兴衰史——盎格鲁－撒克逊时期

日不落帝国兴衰史——中世纪英国

日不落帝国兴衰史——十八世纪英国

日不落帝国兴衰史——十九世纪英国

日不落帝国兴衰史——二十世纪英国

艺术文化系列：

建筑与文化 走近艺术史

走近当代艺术 走近现代艺术

走近世界音乐 神话密钥

埃及神话 文艺复兴简史

文艺复兴时期的艺术 解码畅销小说

自然科学与心理学系列：

破解意识之谜   认识宇宙学

密码术的奥秘   达尔文与进化论

恐龙探秘   梦的新解

情感密码   弗洛伊德与精神分析

全球灾变与世界末日 时间简史

简析荣格   浅论精神病学

人类进化简史   走出黑暗——人类史前史探秘

政治、哲学与宗教系列：

动物权利   《圣经》纵览

释迦牟尼：从王子到佛陀 解读欧陆哲学

死海古卷概说   欧盟概览

存在主义简论   女权主义简史

《旧约》入门   《新约》入门

解读柏拉图   解读后现代主义

读懂莎士比亚   解读苏格拉底

世界贸易组织概览

目 录

图 目

前言

当前倾向于强调精神病学"只是另一个医学分支"，就像心脏病学或肿瘤学一样。这样做一方面是通过强调精神病学的科学性，以及它致力于精确诊断和循证治疗的决心，来努力使精神病学获得与之身份相称的声望，提升这个专业在医学界乃至整个社会的地位。另一方面也是为了减少一直以来伴随精神疾病的歧视。强调精神疾病和其他任何疾病并无二致（"精神疾病是大脑疾病"），会减轻患者体验到的偏见，以及很多病人和家庭感受到的责任和羞耻。如果家里有人患了关节炎，我们不会感到羞耻或自责，那为什么他们患了抑郁症，我们就会有这种感受呢？鉴于这种不必要的额外痛苦，强调精神病学作为医学的合法性是相当正确的。

但是事情没有那么简单。精神病学**是**不同的。甚至我们这些在精神病学领域工作的人也受到不同的对待。人们常常半开玩笑地问我，我们是不是因为古怪才成为精神科医生，或因为成了精神科医生才变得如此古怪。《纽约客》杂志将自己的漫画辑录成册时，由于有关精神科医生的内容总是如此之多，以至于需要定期出专辑。

精神病学还会激起恐惧。毕竟这是唯一可以进行强制治疗的医学分支。所有发达国家都有专门的法律，既要保护精神病人不受惩罚，又要强制他们接受治疗。对于精神疾病，虽然没有简单、客观的定义（随着全书的展开，大家将会清楚地认识到这一点），但是对于其现实性和重要性，人们似乎有明显的共识。

对精神病学的着迷超越了想要了解身体或心智如何运作的天生好奇心。精神分析师提出，这种着迷（常混有恐惧）是因为精神疾病演出了我们内心的戏剧。我们看到自己正在抗争和控制的抑郁呈现在眼前，又或者，当我们可能害怕或是暗自希望摆脱束缚、释放抑制时，看到的是失控的个体。

这一观点肯定有其正确性。正如我在第一章中将会探讨的，精神病学所应对的疾病是基于我们每个人都很熟悉的体验和情感作出诊断的。但是这些疾病同时也显露出一种"不同"。我们会发现自己认同这些描述，但也知道有个重要的界限被越过了。精神病学在科学上的日益精细化，已使诊断的一致性有了巨大进展，从而令这一界限愈见清晰。然而，第六章会对这种增加的确定性提出质疑，认为它带来了一些不良的后果。

精神病学和所有医学一样，是一种务实的、解决问题的活动。它会使用科学理论，但并非源于科学理论，或受限于科学理论。与心理学或物理学不同，精神病学不能通过理论"自上而下"地作出解释。精神病学由它需要（而且同意）治疗的疾病塑造成形，又经过当时的治疗方法进一步打造。因此，第一章描述了精神分裂症和躁狂抑郁症，还有这些疾病及其治疗如何塑造了这个专业的雏形。精神病学的发展依赖于所在社会的价值观和结构。如果不了解第二章和第三章涉及的一些历史的话，几乎不可能理解当前的实践。同样的，现在相对被忽略的精神分析和心理治疗的贡献将在第四章中阐述。

自从精神病学作为一个专业甫一诞生，在它的外围和内部就争议不断；第五章和第六章讨论的正是这样一些争议。对本书一个公正的批评是，它花了更多的篇幅去讨论争议而非不可否认的进步。我本来可以更多地介绍精神病学在新药、心理治疗和可行实践上的进步，这些进步对人类福祉做出了巨大贡献。有谁想要了解这些情况的话，在其他地方会很容易找到这些信息（网上的这类信息越来越多）。对于精神病学已有和正在发生的进步，我不想表示任何怀疑。精神病学和神经科学正在大步前进。

我用这么多篇幅讨论精神病学的各种争议有两个原因。首先，精神和躯体疾病有真实的哲学和伦理差异，这些差异并不会因为我们想让它们消失就消失。技术进步也无法抹去这些矛盾；相反，正如第六章所探讨的，更有效的治疗可能使问题更加尖锐。随着治疗精神的方法越来越复杂、强大，21世纪的精神病学可能在伦理和社会问题上面临尤为紧迫的挑战。其次，精神病学是一个舞台，在这个舞台上，所在时代的许多重大问题——哲学的、政治的和社会的——都不得不在真实的人类关系和痛苦中经受锤炼。在法庭上激烈的精神错乱辩护中，在针对病态人格患者管理的决策中，有关自由意志和决定论的哲学思辨变成活生生的现实。人们围绕权力和社会控制问题展开的政治活动曾经促成了收容院的拆除，现在又成为强制治疗辩论的框架。心智-大脑二元论一直都在精神病学中徘徊不去。20世纪六七十年代反精神病学运动家不断发动攻击（第五章），提出了个体异于他人的权利（实际上，他们会说这是存在的**义务**）。

所以，欢迎来到一个既神秘又激动人心的医学领域，在这里，脑科学的进步不断迎头撞上人类混乱的现实。欢迎来到这样一种活动，即虽然有各种扫描仪和策划药，它仍然基于建立信任的人际关系。欢迎来到这样一种追求，它不断挑战我们怎样才是一个真正的人，不断提醒我们未解决的哲学问题（自由意志、心智-大脑二元论、个人自主和社会义务的矛盾），而我们通常为了生活将这些哲学问题抛在脑后。

第一章

精神病学是什么？

———————————————————————————————

唯一正常的人，是你不太了解的人。

　　我们每个人都认识一些出现心理问题（焦虑、抑郁或精神错乱）的人。我们大多数人自己有时候也有过那种感觉（青春期往往是一段容易怀疑自己和郁郁不乐的特定时期）。在这样的时候，我们的情绪可能会难以抗拒、难以预料、不可控制，我们的想法也变得稀奇古怪。

　　出现这种情况是否意味着我们得了精神疾病，或者需要看精神科医生呢？幸好对于我们大多数人来说，答案是否定的。然而，在阅读有关精神病学的知识时，我们会发现其中描述的体验与上述情形惊人地相似。精神病学之所以令人着迷，是因为它涉及意识、选择、动机、自由意志、人际关系——实际上使我们之所以为人的一切事物。

虽然精神病学往往掩藏于令人望而生畏的术语中（用"情感"代替情绪，用"焦虑"代替担忧，用"恐怖"代替害怕，用"认知"代替想法），但是它所描述的情况还是很容易识别的。

精神病学中有一些由来已久的矛盾之处，上述就是其中之一；这一点将在本书中反复出现，这就是：其主题既牢牢扎根于常见的人类体验中，又多少"有那么点不同"。从病人的描述中，我们会发现自己有过类似的体验。我们对这些体验非常熟悉，然而这些熟悉的体验却被用来对我们非常陌生的疾病作出诊断。但愿你看完本书以后，对于这种困境会有更多的理解，但是我不能保证给你满意的答案。从精神病学诞生之日起，人们就一直在争论这一现象，而且这种争论还会继续下去。然而，也许最好的方法是从定义精神病学是什么（以及不是什么）开始，然后再考虑有关精神病学的哲学和政治争议。

所有的"心理"或"精神"：心理学、心理治疗、精神分析、精神病学

psyche在希腊语中的意思是"心理"或"精神"。上述四个术语描述的是了解或帮助有心理和情绪（精神）问题的个体的不同途径。它们相互之间多有重叠；有时候，同一个资深学者所做的工作可以用其中几个术语进行描述，难怪人们将这些术语弄混。但是，这几个术语是不同的，弄清楚其差别将有助于阐明精神病学是什么。

心理学

心理学是关于人类思维和行为的学科。一个世纪之前，它起源于内省哲学的传统（通过了解我们自己的心智来尝试了解他人的心智），现在则已经是一门稳固的科学。它还是一门大学课程。心理学研究和了解心理过程的各个层面，拥有许多分支。**实验心理学家**通过实验来探索心理功能（知觉、记忆、唤醒、冒险等）的基础。实际上，实验心理学家并不局限于专门研究人类，他们也研究动物心理本身，或将其作为了解人类行为的模型。实验心理学一般被认为是"硬科学"，它遵循的是与物理或化学

研究相同的科学准则。

有几种职业衍生于心理学（如**教育心理学家、工业心理学家、司法心理学家**）。**临床心理学家**受过变态心理学方面的研究生教育，并且利用这方面的知识帮助人们解决存在的问题。这种方法最明显的早期例子，是在行为治疗中应用到学习理论（即通过持续的奖励与惩罚来塑造行为）。在帮助心理失调或有学习困难的儿童改变其行为方面，行为治疗尤为有效。它不需要病人详细了解自己的问题就可以发挥作用。当然，现代心理治疗已经高级得多了，目前最成功、最广泛使用的心理治疗方法之一（认知行为治疗）就是由临床心理学家开发的，而且也主要由他们来应用。临床心理学家是所有现代精神卫生（"精神病学"）服务机构必不可少的成员。

精神分析

精神分析是19世纪末西格蒙德·弗洛伊德（Sigmund Freud）在维也纳创立的治疗神经症的方法。在精神分析中，分析师鼓励病人放松，并说出脑海中想到的第一件事（"自由联想"）；病人还被要求留意自己的梦及思维的非理智方面。弗洛伊德认为，病人感到痛苦的原因，是他们试图将自己无法接受的思维和情感保持在无意识状态（即潜抑它们），这种做法导致其出现神经症的症状。分析师仔细倾听病人的讲述，经过一段时间就会发现这些"冲突"的模式和线索。通过与病人分享这些认识（顿悟），可以帮助病人面对和解决这些冲突。精神分析花费精力较大，时间很长，病人通常每天需要就诊1个小时，每周5天，持续数年。病人躺在长榻上、大胡子精神科医生坐在长榻后面的漫画形象，就来源于精神分析。

虽然弗洛伊德是医生，但是精神分析师并不要求接受过医学训练。在美国（那里的精神分析一直极有影响），分析师通常也是精神科医生，但是这种情况日益减少。即使接受过医学训练，分析师也极少使用其医学知识，他们推崇除却分析之外不加"干涉"的原则。精神分析有几个学派，是由弗洛伊德的弟子（如荣格[Jung]、阿德勒[Adler]、克莱恩[Klein]）创立的，其中一些学派已经远离了其原型（如瑞克[Reich]、拉康[Lacan]）。在精神病学之外，精神分析也有巨大的影响，特别是在文学和艺术领域。"弗洛伊德式的"、"弗洛伊德式口误"等术语已经成为了日常语言的一部分。然而，因为精神分析缺乏确凿的科学证据来证明其疗效，它在现代精神病学实践中日益远离主流。

心理治疗

人们很快发现，精神分析的内容并不仅限于最初弗洛伊德对无意识进行的疏离而中性的探索。在这种密集的治疗中建立的关系本身也有影响作用。分析师开始对这些关系加以探索，并采用更积极的方法和不同类型的治疗（限时治疗、结构化更强的治疗、集体治疗和家庭治疗等）进行实验。人们笼统地把这些心理方法——通过谈话积极地利用人际关系，提升自我意识和促使改变——理解为是"心理治疗"。早期的心理治疗大多明显依赖于弗洛伊德理论（常称为"精神动力治疗"，以此强调思维和情感的动态影响），但是几个较新的流派并非如此。这些流派（如非指导性咨询、存在主义治疗、相互作用分析、认知分析治疗和认知行为治疗）以一系列广泛的理论为其基础。

心理治疗的共同之处是，在正式且安全的关系中，运用沟通手段探索困境，并设法适应或者克服这些困境。大多数精神动力治疗还要求治疗师本人也接受治疗，将其作为培训的一部分（这一点与精神分析类似）。精神分析一直控制得非常严，它严格规定什么人可以成为精神分析师，心理治疗则是一个宽泛的概念。一些心理治疗学派对于资格认定很严格，但是直到不久之前，"心理治疗师"的头衔还是任何人都可以使用的。大多数心理治疗师并不是精神科医生，但是大多数精神科医生都接受过一些心理治疗训练，具有这方面的一些技能。一些精神科医生甚至主要作为心理治疗师开展工作。我们在第四章中将就精神分析和心理治疗展开详细的讨论。

什么是精神病学？

那么，如果精神病学不是心理学、精神分析或心理治疗，它究竟是什么呢？它与其他"心理"或"精神"存在重叠，但是也有根本性的区别。首先，精神病学是一个**医学**分支——若想成为精神科医生，首先要有医师资格。获得医师资格后，未来的精神科医生要花上几年的时间接受进一步训练。他们处理和学习精神疾病的方式，与皮肤科医生通过治疗皮肤病患者，或者产科医生通过接生得到训练完全一样。在医学范畴内，精神病学被简单地定义为治疗"精神疾病"（现在常称为"精神障碍"）的分支。

医学从根本上说属于实用主义的学科。它虽然主要依赖于基础生物科学及科学方法，但是治疗正确与否的最终检验标准在于病人是否好转。我们**不必**知道治疗是如何发生作用的。因此，精神病学的定义不像心理学或精神分析那样建立在理论的基础上，而是建立在实践的基础上。把什么当成精神疾病（这已经随着时间而发生了改变），对于这些疾病能够进行什么治疗，将决定着精神科医生是什么和做什么。

什么是精神疾病？

有关这个问题，存在一个明显的循环定义（"精神科医生是诊断和治疗精神障碍的人"，"精神障碍是由精神科医生诊断和治疗的疾病"）。关于精神疾病诊断的可靠性，甚至精神疾病是否存在，人们一直争论不休（第五章）。精神疾病的诊断为什么如此有争议，这值得花些时间进行探讨，因为这个问题反复出现，而且对于整个医学领域来说也是个基本问题（尽管极少如此地突出）。

诊断的主观性

精神科医生的职业标志是精神检查。我们通过与病人面对面的讨论作出诊断（而且还同时进行许多治疗）。我们详细地了解病史（与所有医生一样），但是接下来，我们不做体格检查（触摸腹部、测量脉搏、用听诊器听诊），而是进行所谓的"精神状态检查"，或者在做完体格检查之后，再进行精神检查。在精神检查过程中，我们更深入地了解病人烦恼的事情、他们的心境以及思维方式等。这一检查有时只是记录病人的描述（他们听见奇怪的声音，或者每次一想到要出门就感到恐慌），但是有时则需要我们采用"定向移情"来理解病人的体验。定向移情指主动将我们自己放在对方的位置，"穿上对方的鞋子"，了解他们的感受和想法，即使他们难以将这些感受和想法表达出来。例如，一个病人描述陌生人和朋友都对他作出过一系列恶意行为，我们据此得出的结论是，病人实际上过于多疑（偏执），导致对普通事件的错误解释。

拼凑出他人的体验及当前感受的能力是人类的一种基本能力。了解他人如何从他们自身的角度看待世界（常称作拥有一套"心理理论"）是如此重要，以至于缺乏这种能力属于严重的缺陷，如自闭症或阿斯波哥尔综合征。精神科医生对这种技能进行培养，再加上日益熟悉此类病症，就可以主动地使用这种技能来理解病人描述的令其烦恼也让他人困惑的体验。

根据病人精神状态作出的诊断不包含实体证据——没有血液化验，也没有X光片。书面记录下来的病人的话，或对其行为的详细描述（如抑郁症的诊断标准），只是该过程的一部分。精神疾病诊断取决于对某人**为什么**做某事作出的判断，而不只是观察他们在做些**什么**。也正因此才有了精神疾病诊断不科学、不"客观"的批评。以一个严重抑郁的老人为例，他有可能不会诉说自己感到抑郁，而是主诉自己疲倦、身上疼痛、睡眠不好和感到内疚。病情加重时，他可能整天躺着不动，甚至一句话不说。精神科医生也许会将其不动解释为抑郁症的特征。在作这种解释时（通常还有其他线索的支持），医生假定不动现象是失望和绝望的结果。对于不动现象（或者最严重时的"木僵"），有许多其他可能的原因；精神科医生通过构造病人精神状态的整体情况，即**为什么**他不动或不说话，将抑郁性木僵与激素或神经问题造成的木僵区别开来。

对范围进行分类

人类的差异性是我们所珍惜的。若世界上每个人的人格都相同，没有敏感的人，没有喜怒无常的人，没有勇敢而莽撞的人，等等，这个世界将是可憎的。与此类似，没有情绪变化的生活将是无法忍受的。奥尔德斯·赫胥黎（Aldous Huxley）的小说《美丽新世界》（在那里，每个人都可以通过服用一种名为"唆麻"的药物而永远保持满足）描绘的是噩梦般的景象，而不是乌托邦。正常强度的悲伤（如失去亲人时）或害怕（如处在失火的建筑里）都可以在精神疾病中找到相应的表现。在正常与异常之间没有一刀切的分界线，没有绝对的差别——这不是单纯的程度问题。甚至旁边没人时听见说话声音（幻听）也可以在"正常人"中发生。在荷兰的研究发现，相当数量的健康人经常"听见说话声音"；丧偶者经常很清楚地听见已故配偶的说话声音（而且往往发现这种声音让自己感到欣慰）。那么，精神科医生怎么能声称幻觉是精神疾病的症状呢？

重性抑郁发作的诊断标准（DSM IV*）

在同一次历时两周的时间内，存在下述5项（或更多），且与既往活动相比发生了变化；这些症状中至少有一项是（1）心境低落或（2）丧失兴趣或快乐。

几乎每天大部分时间感觉心境低落（如感觉忧愁或空虚），或他人观察到如此（如看起来泪汪汪的）。

几乎每天大部分时间里参加所有或几乎所有活动的兴趣或快乐都显著减低（主观叙述或他人观察）。

明显体重减轻或增加（一个月内变化5%以上），或者几乎每天食欲减退或增强。

几乎每天失眠或嗜睡。

几乎每天躁动或迟缓（他人可以观察到）。

几乎每天疲倦或精力减退。

几乎每天感觉无价值，或者过度或不相称的内疚。

几乎每天思考或集中注意力的能力减退，或犹豫不决。

反复想到死亡，反复出现自杀意念。

这些症状不符合混合性发作的标准。

这些症状导致具有临床意义的痛苦，或者社交或职业活动受到损害。

这些症状不是药物滥用、治疗用药或一般躯体疾病造成的。

这些症状用离丧解释不了。

* DSM IV = 美国精神病学会出版的《诊断与统计手册》第四版。这是全世界通用的精神障碍诊断标准的编纂。"统计"指使用这些类别来记录诊断和治疗。

医疗实践包含了模式识别。大多数病症具有一套该病特有的症状和体征。作出诊断不必所有症状和体征都有,尽管都有的话显然更容易诊断。若一些症状非常突出,则几乎不必证实其他症状是否存在;但若所有症状都不显著,我们就会尽力构造出整体情况。症状的强度和持续时间也很重要(焦虑持续的时间长短,幻听持久性和破坏性如何,等等)。作出的判断必须考虑到文化的差异。北欧人通常远远不像南欧人那样情绪外露,因此痛苦表现到什么程度才令人担心就存在着不同,如在芬兰人和意大利人之间。

在传统上,医学训练要求尽可能多看病人,以便了解这些模式的正常表达范围。新近的诊断系统则已经更为格式化,往往要求绝对具备一些特征,然后再加上一些其他特征,正如抑郁症的现代诊断标准所示。这样当然使一致性得到改善,但诊断过程依然是相同的。在这个例子中,"情绪低落"被视为是/否、有/无的性质,而众所周知心境在不同的人之间,以及在一段时间内,是不断变化的。精神科诊断要求将实际上具有**范围**的事物(一点、有些、稍多、很多、过多)归入**类别**(是/否,有/无)。

这在精神科中是很明显的，但是无疑并非它所特有。我们对疾病的常见观点通常建立于感染性疾病或外伤之上——你要么受到感染要么没有，要么腿断了要么腿没断。没有模糊不清，也不需要意见一致或达成共识。但是，很少有几种疾病是这么简单的。甚至感染这个例子也没有那么简单——你会在许多完全健康的人身上发现可导致肺炎的细菌。作出肺炎诊断并非只是找到这种细菌就行了，而是要在存在发热和咳嗽的同时又发现细菌才可以。甚至客观的、可以证实的数据也并非总是能够解决问题。什么是"病理性的"，这会因有关疾病的知识和能够采用的治疗方法而改变。治疗方法的进步导致我们降低了诊断抑郁症的门槛，与此类似，一些明确的、可以测量的疾病，如糖尿病和高血压，也不断地被重新定义。

因此，精神病学不适合于无决断力者或一味讲求理智的人。在所有医学分支中，精神病学最清楚地揭露出作出诊断背后的过程。这里使用的语言是耐人寻味的——医生"作出"诊断，他们将自己的模式加于其上，而不是单纯地发现这些模式。精神病学也是最明确地承认社会因素影响其实践的医学分支。精神科医生使用的病症定义及其在个体身上的表现均受到社会环境的影响。例如，现代社会将战争中的战场应激或炮弹休克作为一种精神障碍加以识别和治疗，而一个世纪之前，我们是将其作为胆怯进行惩罚的。21世纪初的青年人在为自身问题而求助时，使用的方式与其坚忍的祖辈完全不同。这并不会使得精神病学特别不科学或不可靠（精神科诊断与整个医学的诊断差不多同样可靠）。然而，精神病学提醒我们，和医学一样，（撇开目前有些一厢情愿的想法不谈，）它仍然既是一门艺术又是一门科学，仍然既借助于社会科学又借助于自然科学。

精神病学的范围——精神病、神经症和人格问题

精神科医生处理的问题范围十分广泛。最严重的病症通常被称为"功能性"（或非器质性）精神病，包括精神分裂症和躁狂抑郁症（现在通常被称为双相型障碍）。器质性和非器质性的区分相当混乱，但是仍然有用。虽然我们越来越相信大多数精神疾病都会发生器质性（通常为大脑）变化，但是我们将"器质性"的称谓专门保留给因另外一种通常很明显的疾病引起的精神病。这包括了各种引起意识错乱和精神紊乱的原因，例如外伤、慢性中毒和痴呆，以及各种较短期存在的躯体原因，例如严重感染、激素失调等。功能性精神病则是老旧的术语"疯狂"所描述的那类疾病。患有功能性精神病的人被说成是已经"失去理智"。大体上，接近3％的人在一生中的某一阶段会患上功能性精神病。因此，虽然这些疾病不太常见，但也不是那么罕见——就中等规模的中学班级而言，每班大约有一个人会在成年期患上精神病。

精神病的决定性特征是对奇异体验的个人起源丧失自知力。病人没有能力进行"现实检验"——将自己可怕或忧郁的想法和感受与外部现实进行对照并作出判断。他不会认为"我什么事都责备自己，看不到前途，因为我情绪沮丧。"相反，他认为"我情绪沮丧是对我做过的事情的惩罚，我没有将来。"他可能极力否认自己病了，不接受周围人为消除这些误解而做出的努力。如此固执于内心体验，无法因相反的证据而对其作出改变，这常常被称为"失去了与现实的接触"。他否认自己有病，看不出家人或精神卫生人员想帮助他。精神病会是伴有高度焦虑和痛苦的可怕体验。前述两种主要精神病清晰地勾勒出精神病学的发展，因此现在值得我们花一些时间来详细了解它们。

精神分裂症

在所有精神疾病中，精神分裂症可能是最严重的。这种病指的不是分裂人格——《化身博士》中的杰基尔博士和海德先生并不是精神分裂症的案例。1911年，瑞士医生尤金·布洛伊勒（Eugen Bleuler）首先提出了这个名称，用于强调精神功能的瓦解（"分裂"）。该病累及全球人口的近1%，通常起病于成年早期（20多岁），但是最早可以在青春期发病。虽然男女患该病的人数相当，但是男性往往起病较早，后果也较严重。其突出特征是幻觉、妄想、思维障碍、社交退缩和自我忽视。

幻觉是"没有刺激的感觉体验"。最为常见的是幻听——病人听见与自己讲话或谈论自己的声音。幻视也并不罕见（但是极少像幻听那样完整和持久）；许多病人还会有体内发生变化的奇异身体感觉。幻觉不是单纯地把我们的思想想象成脑子里的一种声音——我们大多数人都这么做。对幻觉的体验强度等同于对外界事件的体验，并且是在大白天完全清醒的状态下发生的；幻觉没有"好像"

的性质，病人认为这些感觉完全是真实的。

妄想是"与病人所处文化不一致的、稳定而牢固的错误观念"。与识别幻觉相比，确定某事为妄想需要更多地了解背景。妄想引人注目之处是其被坚持的**强度**，以及面对合理论辩或相反证据时不受影响的**强度**。病人对妄想的真实性或重要性都丝毫没有怀疑。

当今世界是个明显地存在多元文化混合的世界，对于任何特定个体，其观念是否确实那么古怪往往必须作出判断。例如，两个差异明显的病人向我描述，她们坚信有看不见的力场穿过其卧室并影响她们。第一个是年轻的"新世纪"女性，痴迷于雷线[1]、德鲁伊特文化和神秘主义。此人没有病。第二个是退休女教师，她坚信该力场有电学性质，从邻居家发出，说明邻居想在性生活上影响自己。这后一例是晚发精神分裂症的经典妄想，病人为此拉出房子中的电线来查找其源头。在精神分裂症中，妄想通常有迫害性质（"偏执"），迫害的来源（如警察、共产党人、魔

1　一译"地脉"，指散布在大地上的多个古迹组成的直线排列，1921年由业余考古学家阿尔弗雷德·沃特金斯（Alfred Watkins）在《古老的直线》（*The Old Straight Track*）一书中提出。现在有些神秘主义者相信雷线与超自然的或神秘的能量存在共鸣，且雷线之上具有电磁场。——译注，下同

鬼、共济会会员）则因时间和地点而异。

思维障碍往往被认为是精神分裂症最具特征性的症状。精神分裂症与其他精神障碍的不同之处在于，不仅其思维**内容**不同寻常（由于它受到幻觉和妄想的影响，所以这一点并不令人奇怪），而且其逻辑和语法**形式**也出现紊乱。发生思维障碍时，尽管病人的单个词语都可以理解，但有时却完全不能明白他们想要表达什么意思。在最极端的病例中，病人的谈话内容中夹杂许多自己创造的词语和混乱的句子，完全无法让人理解。不过，更常见的情况是，病人的句子似乎有逻辑性，但是不知走向哪里，或者无法回忆起。对于可以回忆起的部分，即使重复和探讨之，也还是无法理解。

显然，在诊断思维障碍之前必须慎重，要确定这不是因为病人比你聪明或知道的比你更多（这两种情形总是有可能的）。然而，康复了的病人常告诉我们，当时他们感觉不能完全控制自己的思维。他们可能体验到有思维直接插入或撤出大脑，或突然意识到只有他们自己才知道的事物之间的新联系。这种对**独特的新意义**的意识罕见于其他病症，可导致不同的、令人困惑的用词。例如，一个病人刚刚"意识到"绿色"意思是亲密"（不是暗示亲密或与亲密有关，而是"意思是"亲密），并用他自己所理解的这个意思来造句；他坚信我们也能理解这个句子。

退缩和**自我忽视**或许是精神分裂症最令人苦恼和最具致残性的特征。首先使用精神分裂症这个术语的布洛伊勒认为，从与他人的交往中退缩是该病的核心，并用"内向性"来描述之。虽然布洛伊勒最早使用了精神分裂症这个术语，但他并不是识别出这一病症的第一人。克雷佩林（Kraepelin）于1896年即识别了精神分裂症，但是他将其称为"早发性痴呆"，依据是该病随时间逐渐恶化（他认为这个过程是必然的）。这两位早期研究者都认为，我们现在所谓的"阳性症状"（幻觉、妄想、思维障碍）继发于退缩和内向化这一核心过程——也就是所谓的"阴性症状"。

过去半个世纪里，随着抗精神病药（针对阳性症状）的发展，我们已经倾向于反过来看这个问题——即假定阴性症状是阳性症状的后果。每次急性发作过后，病人不能完全康复，而是更为退缩一点，对他们自己或周围世界的兴趣更少一点。然而，我们关注的焦点正逐渐回到阴性症状上来，其中相当重要的一个原因是因为目前的药物治疗对阴性症状的效果要差得多。

克雷佩林对精神分裂症非常悲观，认为实际上没有病人能真正好转，布洛伊勒则更为乐观一些——两人当中，后者距离事实更近。这是一种波动性疾病，大部分病人会有数次发作。大约四分之一的人恢复得较好，仅发作一到两次。然而，大部分人有数次发作，每次发作后好转过程都较前一次更为缓慢，并且很少能够百分之百回到病前状态。一小部分人结局很差，成年期的大部分时间处于该病所致的功能残疾状态，不能独立生活。现代治疗，尤其是抗精神病药的采用，意味着大部分病人只需在复发时住院数周或数月，而不像战前那样在精神病院一住就是数年。精神分裂症有家族聚集性，对遗传因素在该病中的作用不再存有争议（参见第五章）。

躁狂抑郁症（双相型障碍）

现代精神病学的知识结构归功于克雷佩林对精神分裂症和躁狂抑郁症的区分。躁狂抑郁症现在更名为双相型障碍，在后文中我们将使用这一术语。在克雷佩林的时代，精神病院来者不拒；有些病人好转了，但是大部分病人都没有好转。那时除了对学习障碍和精神病加以区分外，对诊断并不太关注。克雷佩林注意到有一组病人在数次严重的紊乱发作中激动和退缩、抑郁交替出现。他们与精神分裂症病人（当时他称之为"早发性痴呆"）最主要的区别在于，这些病人在两次发作之间能够完全恢复，并且他们中有较多的人最后离开了医院。该病的**病程**——而不是症状表现——给他留下了深刻的印象（参见第二章）。

双相型障碍的病人**可以**有与精神分裂症相同的全部症状（幻觉、妄想、思维障碍等），虽然这些只是在最严重的躁狂和抑郁发作时才会出现。然而，这些症状伴随着心境的严重紊乱——或者低落或者高涨。这种高涨称为躁狂（或者又常称为轻躁狂）。心境的这种改变在重要性方面超过了该病的所有其他表现。在抑郁期，病人严重抑郁，并可能有自杀倾向。在躁狂期，病人过度活跃，信心和精力爆满。轻躁狂病人可能会对自己具有极大破坏性——他们过度挥霍，行为不受抑制（酗酒、性生活过度活跃且不计后果、超速驾驶等）。他们的精神病性症状反映了心境。若病人抑郁，则幻觉是批评和迫害性的；若情绪高涨，则幻觉是赞美和鼓励性的。抑郁性的妄想通常是自责和自我贬低；轻躁狂性的妄想是膨胀的、夸大的："我会应邀在外交政策方面为总统提建议"，"我的绘画作品价值数百万元"。

不是很极端的轻躁狂病人可以很有娱乐性，常说话快（"言语迫促"），一语双关，善于发现事物之间幽默的联系（"思维奔逸"）。很多著名演艺人员和艺术家患有双相型障碍，他们承认当自己"情绪高昂"的时候能够获得灵感。对于一些轻度的轻躁狂，确诊可能存在困难，因为往往缺乏精神分裂症发作那样的"古怪性"。心境是否发生了紊乱是个判断问题——毕竟我们都喜欢花钱或希望自己的画作卖出天价。诊断常常需要家人朋友能确认这个人平时不是这样的。一个花枝招展、举止轻佻的电视主管由担忧的母亲带来了诊所。故事本身没什么特别的——与几个同事大搞风流韵事，在夜总会里使用娱乐性药物，数次对老板无礼或缺勤。这样生活的媒体人大有人在。起决定作用的是母亲对她平时情况的描述，她说病人通常是一个过分谨慎、相当焦虑的女性，而现在的这些行为完全不符合她的性格。这位母亲对这个问题产生警觉是因为她已故的丈夫也有过这样的发作。

和精神分裂症一样，人群中双相型障碍的患病率略低于1%，呈家族聚集性，起病于成年早期（虽然常比精神分裂症晚），男女患病率相同。高涨期更有戏剧性，但是抑郁发作更为频繁和持久。双相型障碍的抑郁相与更常见的抑郁症不容易区分。

精神病性障碍的治疗

本书不讲述具体治疗的细节。和所有其他医学分支一样，精神病学的治疗日新月异，任何描述都会很快过时。

自20世纪50年代起，一系列药物被开发出来（"抗精神病药"，例如氯丙嗪、氟哌啶醇、利培酮、氯氮平、奥氮平），它们在精神分裂症的急性期发挥了有效作用。与更早的巴比妥类等药物不同，这些药物是安定药，而不是镇静药。它们使病人平静下来，但并不导致病人入睡（病人确实常会感到困倦，但这只是副作用，而不是用药的目的）。抗精神病药彻底改变了急性精神病发作的治疗，使得住院时间更短、更平静。病人病情恢复后继续用药可以降低复发的风险，因此大多数精神科医生都鼓励精神分裂症病人坚持多年用药（"维持治疗"）。这一点显然并不容易，因为所有药物都有些副作用，而且没人喜欢无休止地用药。然而，很多病人在得到支持的情况下，确实能够成功地坚持用药，由此复发次数大大减少。

双相型障碍病人的严重抑郁发作可以用抗抑郁药进行治疗，而对于一些极端的病例，还可以用电休克治疗。这些我们会在后文讨论。现在还有很多"心境稳定剂"可用于双向障碍的维持治疗，显著降低了复发的风险。药物当然不是治疗精神病性障碍的唯一方法（第三章），但目前它们可以称得上是治疗的基石。

强制治疗

当精神病人感到遭受威胁或迫害时，会试图躲避或自卫，在这种情况下，自知力缺乏可使其面临自伤或伤害他人的切实风险。由于病人对治疗需要的判断力受损，以及精神病状态下切实的风险，精神病学成为了医学中病人拒绝治疗的权利可以被否决的唯一学科。这一点在第二章和第六章中会有更详细的论述。在精神科服务中，强制治疗的规定是普遍存在的，而且其总的原则已被广泛接受。但是其实施条件（谁来实施、是否仅限于住院治疗、是否必须有迫在眉睫的躯体风险等）在不同国家差异很大，反映出地域之间不同的价值观。

对于严重精神异常的病人（"极为疯狂者"，第二章），在有效的治疗问世之前，强制性禁闭的方式逐渐形成。这种现象反映出一种认识，即精神疾病并不仅仅是偏常（"疯狂"不是"坏"）。否则，我们就会任由那些只对自己有危险的人自生自灭，而将那些对他人构成危险的人直接交给法律处置。人们认识到，精神疾病患者是正常的自我发生了改变，他们还可以变回去。禁闭病人起着保护他们的作用，使疾病走完自然病程，直至病人康复（"恢复理智"）。当然，不是每个人都能够好转，但相当数量的病人确实好转了，这使我们可以维持希望，并使禁闭背后的人道主义保护冲动合理化。

抑郁症和神经症性障碍

并非所有精神障碍都存在精神病中见到的与现实的分离。事实上，精神科医生看过的大多数病人患的不是精神病，而是破坏性较小的精神障碍。它们中大部分以持续高

水平的抑郁和焦虑为特征。这些精神障碍曾经一度堆置在
"神经症"的名下，但是这个术语在精神病学中已经不再
流行了。然而，神经症这个术语虽然相当模糊，却十分有
用，并且为大多数人所理解，故本书仍然使用它。神经症
对当事人来说引起苦恼和痛苦，但对其他人来说可能一点
都不明显。神经症在严重程度上差异很大，很多人在应对
神经症的同时，能过正常的生活（结婚、工作）。但是对
于一部分人，神经症可以像精神病一样致残。

抑郁症

抑郁症是最常见的精神障碍，人群中终生患病率约为
15%。世界卫生组织将其列为世界范围内仅次于心脏病的
导致终身残疾的原因。抑郁症似乎越来越常见（尤其是在
发达国家），不过其中部分原因可能是因为检测手段的进
步、公众意识的增强和病人更愿意寻求帮助。有幸的是，
随着抗抑郁药和更有效心理治疗（例如认知行为治疗）的
发展，抑郁症通常好得很快。大多数病人由家庭医生治
疗，只有最严重的病人才转诊给精神科医生。一部分抑郁
症病人最终确诊为双相型障碍，但我们在这里将只集中讨
论"非精神病性"群体。

抑郁通常被体验为深刻的苦恼，对未来失去希望，并且常伴有自我怀疑和自我批评。病人往往处于紧张和焦虑的状态，睡眠紊乱，体重下降，无法有效地集中注意力或者正常做事。他们常常落泪和想到自杀，疼痛和对健康的担心也经常出现。在最严重的情况下，病人报告"没有感觉"（冷漠和空虚的状态，不能享受任何事物）而不是悲伤。病人也可能沉溺于饮酒或吸毒，以此作为自我治疗，结果几乎总是使情况更糟糕。抑郁与一般悲伤的区别在于，抑郁状态持续不缓解，而且体重下降和失眠更是延长了这种状态。

抑郁症在女性中的发病率是男性的3倍。有些人在体质上或气质上得抑郁症的风险更大，但是抑郁症显然受到生活处境的影响。在穷困、失业、独居、朋友极少以及患有痛苦的或致残性的躯体疾病的人群中，抑郁症要常见得多。早年丧母和童年困苦会使成年期患上抑郁症的风险升高。抑郁症还更容易在发生严重的个人问题（分手、考试未能通过、丢掉工作等）之后发病。

要帮助抑郁症病人，光靠抗抑郁药几乎总是不行的（虽然抗抑郁药很有效）。咨询、帮助寻找出路、实施针对性的心理治疗以及确保支持性的社会网络都是需要的。随着对抑郁症理解的加深，人们认识到社会网络和友谊对我们有多么重要。社会网络和友谊不是可有可无的，没有这些，几乎没有人能生存。为孤单的年轻母亲及其孩子提供社会网络的全国性项目，如美国的Head Start和英国的Sure Start，都包括了抑郁症预防策略。

我们大多数人都会在一生中数次体验到具有上述所有特征的抑郁阶段。大部分人会很快地自发度过这些阶段。确实，可以把抑郁看作是必要的和有益的人生过程——一个我们可以正确地处理自己失去的东西、恰当地认识这一损失、找到新的平衡的时期。在这样的时期，稍微退缩到自己的世界里是合宜的；一些精神分析师认为，产生抑郁的能力是迈向人格成熟的重要一步。那些似乎从来不抑郁的人反而会让我们觉得不同寻常或古怪。精神科医生多年来致力于明确区别"临床抑郁"和"正常抑郁"，但坦率地说，这种努力失败了。其区别更多的是程度上的，而不是遗传上的或症状模式上的。若抑郁持续不断，或症状变得难以忍受，则需要治疗；若几周后自行好转，那就没问题了。

焦虑

焦虑是拉薄了的恐惧。我们都体验过焦虑，而且焦虑无疑是有益的——一定程度的焦虑使我们保持警觉，有利于更好的行为表现；例如，对不及格的恐惧促使我们为考试埋头苦读。然而，心理学研究发现，随着焦虑水平上升，行为表现只能提高到某一点，而当焦虑超过某一水平以后，行为表现会急骤下降。焦虑障碍或许和抑郁症一样常见，但是焦虑障碍的病人中寻求帮助者较少。"广泛焦虑障碍"的病人持续地过度焦虑。我们大多数人时不时地会体验到类似的焦虑水平，但在焦虑障碍中，焦虑水平不会下降。广泛焦虑障碍令人筋疲力尽，病人不能睡眠，体重下降，并且常常无法集中注意力。若持续时间很长，病人可能会转为抑郁状态。

恐怖症更为戏剧化和明显。恐怖症的意思是一种夸大了的恐惧。大多数人都有一种恐怖症——即所谓的单纯恐怖症，它始于童年期，并持续终生。动物恐怖症是典型的例子（蜘蛛、老鼠、蛇）。我自己则有恐高症——我不能登上高塔或走近悬崖边缘。大多数人平常忍受着单纯恐怖症，除非这些情况开始严重干扰他们的生活（例如，一个有飞行恐怖症的人工作上需要频繁旅行，一个害怕注射的女性怀孕了且需要抽血做检查）。单纯恐怖症通过行为治疗中的"逐级暴露"方法很容易治愈。按照预定计划，逐渐增加对所恐惧对象的暴露水平，同时监控自己的焦虑，就会习惯所恐惧的对象（例如，开始时拿着一张蜘蛛图片，然后逐步拿小的死蜘蛛，大一点的死蜘蛛，装在玻璃瓶里的活蜘蛛，自由爬动的活蜘蛛，然后是一只狼蛛！）。

精神科医生接触到的大多数恐怖症不是单纯恐怖症，而是广场恐怖或社交恐怖。这些病症始于成年期，并不是持续的（遇到压力时加重），并且致残性可能很强。广场恐怖并不像很多人以为的那样是对开阔场所的恐怖，而是对拥挤人群和拥挤场所的恐怖。"广场恐怖"（Agoraphobia）这个英文词源于希腊语*Agoros*，意指市场，而不是拉丁语*Ager*，意指空地。患广场恐怖的女性远远多于男性，它与惊恐发作相伴，常导致病人待在家里，躲避人群。而正是这种"躲避"使这一障碍得以持续。惊恐发作是可怕的（心跳加快、出汗、口干，认为自己要晕倒、尿在身上、甚至死亡）。难怪病人要以最快的速度从拥挤的场所逃离，并躲避这类场所。遗憾的是，如果他们不离开，就会很快发现惊恐是短暂的（不过几分钟，不是数小时），而且会自行消退。然而，当我们逃离并且惊恐停止之时，我们会认为是逃离使惊恐停止了，从而无法知道惊恐可以安全度过。当再接近这样的情景时，我们对上次惊恐的记忆引起焦虑，这种"对恐惧的恐惧"使下一次惊恐发作更容易发生。

对此的治疗通常采用行为治疗，即教会病人如何度过惊恐发作，从而减少发作。治疗过程常比治疗单纯恐怖症复杂一些。社交恐怖是对见人的过度焦虑。至于它究竟是一个合理的诊断，还是单纯的严重害羞，尤其是对此是否应进行药物治疗，还存有一些切实的争议（第六章）。在社交恐怖中，问题通常在于躲避，而不是惊恐；治疗方法是通过咨询帮助病人建立应对社交情景的技能。

强迫障碍

大多数人小时候都有过强迫行为——最常见的是竭力避开人行道上的缝隙，似乎不这样做就会有灾难性的后果。运动员和演员更是出了名的多有如此——某位网球运动员发球之前**必须**要颠三次球，某位主演的女明星戏服上没有一点绿色就不能表演。这些迷信行为与强迫障碍有很多相似之处。强迫症病人必须以某一固定的次数或某种特定的顺序重复一些活动或想法（经典的有洗手，以及检查和计数仪式），以避免焦虑或所害怕的后果。当强迫尚处于思维阶段时（常没有外显的仪式），问题在于重复的想法，其内容常常关乎可怕的后果（沾染到污物或细菌，或害怕冲口而出亵渎或冒犯性的言语）。强迫障碍的特征在于思维或行为是**重复的、被病人抵制的、令病人痛苦的**。强迫障碍不是无害的迷信或怪癖，而是能够主导和破坏生活。例如，强迫清洁者最后会筋疲力尽，因为他们一遍又一遍地清洁，永无终止。强迫思维者不能保住工作，因为他们受重复想法或计数的干扰，还可能因为就担心的事情不断寻求确认而使同事厌烦。

强迫障碍倾向于与特定的人格特质相关——整洁、谨慎。我们大多数人在自己身上都能找到强迫的特征，然而真正的强迫障碍看起来还是那样的古怪。实际上，病人常常并不很快寻求帮助，因为他们认为自己的行为非常奇怪、不可理解——他们为之尴尬。一直以来，强迫障碍为心理学所过度解释（第四章），直到最近才发展出有效的治疗（对轻度病例可采用行为治疗和抗抑郁药）。

癔症性障碍

歇斯底里不再是一个流行的术语。一般人们往往用它来指过度情绪化（通常在女性中）——"噢，不要这么歇斯底里吧!"最初，人们认为癔症性障碍只发生在女性身上。*hysteros* 在希腊语中是指子宫的意思，曾有异想天开的理论说这些症状是由子宫在体内游走所导致。在精神病学中，癔症性障碍占有重要的地位——尤其是在精神分析中（第四章），它对癔症作出的解释仍然是最好的。

癔症性障碍大多表现出显著的躯体或神经症状，但找不到器质性原因。在"转换"障碍中，焦虑或冲突表达为（"转换为"）疼痛或残疾。最戏剧化的是瘫痪或失明。病人坚持说他们看不到东西或上肢不能活动，但所有检查都表明他们"事实上"可以。在分离障碍中，病人坚称自己不能发挥精神功能的某些方面（与之"分离"），以此来应对冲突。在最极端的病例中，病人可能坚持自己有多重人格，而且对不同"人格"的作为不负责任。癔症性障碍一个令人诧异的特征是，对于一般人都会感到非常害怕的躯体疾病，病人却似乎感到相对满意。19世纪法国伟大的神经病学家夏尔科（Charcot）称这种满意为"泰然漠视（*la belle indifférence*)"。

在重大应激时，转换和分离机制十分常见（而且往往暂时地大有帮助）。战场上士兵常常貌似镇静地在枪林弹雨中作战，但事后完全不记得这些经历。我们大多数人曾有过严重头疼或无法解释地感到不适，过后才意识到那是逃避不能面对的某些事情的一种途径。有些情况下，我们可能怀疑其机制是否真是无意识的，如将这一机制用作司法辩护时（例如谋杀案中的自动症）。

在相对"心理成熟"的社会里，成年人中癔症越来越不常见。在第一次世界大战中，难以承认自己感到恐惧的士兵发生了炮弹休克（双手粗大颤动，易受惊吓），这无疑是癔症性的。这些士兵确实不知道是对战斗的恐惧引起了他们的症状（"没有意识到"这一事实）。到了第二次世界大战时，人们已经充分理解士兵会被战斗吓倒。那些不能应对的士兵不再发生炮弹休克，而是发生了"战斗应激"。他们感觉到了恐惧，无法发挥自己的功能，但是能认识到这种情况并寻求帮助。他们不必否认恐惧，不必将其转换为"可接受的"症状，如震颤或瘫痪。尽管现在转换症状在精神科病房已经相对罕见，但在其他医学专科它们仍然是一个重要问题，不过这些专科使用的是一个更中性的术语——"躯体化"。治疗通常基于识别应激，以及帮助病人找到其他应对方法。治疗急性癔症性障碍时，采用宣泄的方法（即给病人服用镇静药，让病人在镇静药的作用下诉说情况）常常是戏剧性的、有效的。

人格障碍

我们都有人格。人格是使我们不同于他人的相对持久的特征之集成。它概括来说就是我们对个体的第一想法或描述。精神科医生不可避免地会对人格产生兴趣。这首先是因为精神科医生必须区分疾病和人格（这个人是患了抑郁症，还是他一直就郁闷悲观？）。但是他们很快就注意到，有些人格类型更多地与他们治疗的某些精神障碍相伴随，因此他们使用了相同或类似的术语。分裂型人格相当冷漠古怪，而偏执型人格过度敏感多疑。癔症型人格倾向于情绪的强烈波动，需要充满激情的关系及成为众人瞩目的焦点；强迫型人格则谨慎、僵化。病态人格（有时称为社会病态人格或反社会型人格）不但犯有违法行为，而且以对周围人没有感情或缺乏悔恨自责之心为特征。他们与一般的罪犯是如此不同，以至于监狱和精神病院一样，在如何对待他们的问题上存在困难。

在极端人格（"人格障碍"）的治疗中，精神病学的作用是有争议的（第六章），而且大多数精神科医生对人格障碍是否有特定疗法表示怀疑。然而，人格影响到一个人的方方面面，所以对任何精神障碍的治疗都无法忽视人格。不同社会呈现出不同的人格问题，人格障碍的分类也在变化之中。在男女之间，两种最突出的诊断的分布存在显著差异。当前，女性更容易被诊断为"边缘型"人格障碍（情绪强烈波动、关系困难、自伤、低自尊，与以前的术语"癔症型"人格障碍相当类似），男性则更容易被诊断为"反社会型"人格障碍（暴力、犯罪、冲动，非常类似于"病态"人格障碍）。不难看出，这两种障碍可能同样是个人疏远和失望的外在显现，但因为我们的文化对男性和女性行为的塑造方式不同而表现为"不同的"障碍。

成瘾

精神病学在酒、药滥用治疗中应该发挥怎样的作用，这一点非常不明确。大部分滥用者并没有精神疾病。然而，对于精神病学为什么要介入，有许多令人信服的理由。有精神卫生问题的人使用酒、药的风险要高得多，这或许是为了减轻生活中的痛苦（尤其是抑郁症和人格障碍）。另一方面，酒、药滥用使精神卫生问题的好转变得更为困难。若过度饮酒，抑郁症几乎不可能完全康复；滥用药物的年轻精神分裂症病人则很难控制自己的疾病。

成瘾也有可能**导致**精神疾病。严重酒滥用可导致偏执性精神病、震颤谵妄、抑郁症，最终更可导致痴呆。苯丙胺和可卡因与相当严重的偏执性精神障碍有关，可导致暴力；LSD[1]和摇头丸使用者常见急性精神病性反应。此外，与吸毒如影随形的贫穷和社会动乱可导致抑郁症和绝望。因此，精神病学不可避免地要涉入酒、药滥用的治疗。然而，精神病学是应该起引领作用，还是仅仅作为一系列帮助方法中的一种，这是可以探讨的；同样，将成瘾

1　即二乙基麦角酰胺（lysergic acid diethylamide），一种致幻药物。

归入疾病的利弊也是可以探讨的。

自杀

自杀是悲剧，但在精神病学实践中并不少见。自杀者中约四分之一当时在看精神科医生；在英国，自杀者中三分之二在自杀前一个月内曾咨询过全科医师（40%是在自杀前一个星期内）。自杀风险最高的精神障碍是酒依赖和抑郁症，但是人们越来越认识到在精神病性障碍和神经性厌食患者中，自杀是一个长期的风险。虽然自杀行为在年轻人和女性中比较常见，但是成功自杀的男性是女性的3倍，并且随着年龄增大自杀成功率持续升高。因为自杀总是伴随着痛苦和歧视（自杀未遂在许多社会里被当作犯罪来进行惩罚；在英国，20世纪60年代以前自杀一直是非法的），一些人试图证明几乎所有自杀者都有某种形式的精神疾病。这种说法不太令人信服，却可以理解，因为自杀者的心理状态过去曾牵涉到许多重要问题（例如失去埋葬在神圣处所的权利）。

法国社会学家涂尔干（Durkheim）于1897年出版的著

作《自杀论》提供了一个截然不同的视角。此书集中探讨了天主教徒和新教徒中自杀率的不同，强调社会隔离的重要影响。他相信天主教信仰可以防止自杀，而天主教国家报告的自杀率确实较低。但这可能是因为天主教国家不太愿意将死亡认定为自杀；20世纪70年代在都柏林，应约评估猝死原因的精神科医生得出的自杀率是当地法医认定的4倍。然而，不同国家之间自杀率存在差异是无可置疑的。

与长期以来的说法相矛盾的是，自杀率最高的国家不是瑞典，而是中欧和东欧国家——例如匈牙利、捷克共和国、前东德。当前自杀率在解体中的前苏联高得惊人，在男性中高达70/100,000（与之相较，美国为17，英国为12）。立陶宛的自杀率最高，为76/100,000，这强有力地证明了社会因素对自杀率的影响。当讲俄语的人从特权精英变为不受欢迎的少数族群时，他们的自杀率高过了讲立陶宛语的人。从前的情况是正好相反的。各国的这种差异不仅仅是由于报告自杀案例情况的不同。在美国，这些国家移民的自杀率排名与他们原来国家的自杀率排名相一致。

由于存在这样的环境效应，可以说自杀不是一个纯粹的精神病学问题。但令人鼓舞的是，精神病学能够影响自杀行为。现阶段还没有特定的"抗自杀治疗"（除了用于减少慢性抑郁症中自杀观念的一些相当专业化的心理干预）。然而，积极识别精神疾病并加以治疗可能会有一定作用。传统说法认为，谈论自杀的人不会实施自杀，这种说法并不正确（正如40%的自杀者在自杀前一个月内[1]咨询过全科医师这一事实所证明的）。在瑞典的一个岛屿上进行过一个项目，培训全科医师如何询问抑郁症和自杀观念，然后治疗抑郁症，结果显示自杀率下降了。

我们现在已经知道存在一些风险期（例如刚从精神病院出院时）；在这样的时期如果能够提供特别的帮助，可以使结局完全不同。自杀冲动是不稳定的——时有时无。因此仅仅是使自杀难度增加就能降低风险——在英国，缩小危险镇痛药的包装尺寸，引入不致命的燃气代替传统的煤气，就已经大大减少了自杀死亡者。甚至给桥梁加护网也有帮助——或许是因为这样能够延缓行动，增加考虑的时间，使自杀冲动消退。全世界范围内帮助热线的设立——例如提供共情式倾听的撒马利亚会——则证明了自杀者彻底考虑问题及与他人接触的需要。

---

1 结合上文，这里可能是作者的一个笔误，应为"自杀前一个星期内"。

尽管上个世纪自杀率总体呈下降趋势(两次世界大战期间自杀率明显下降),但仍有一些问题值得我们关注。世界范围内年轻男性自杀率稳步升高,而且某些高风险群体(小农场主、年轻南亚女性)自杀率仍然高得令人沮丧。这其中部分原因是致死手段容易获得(对农民来说是杀虫剂和猎枪,使用汽车废气自杀的人也越来越多),但也有一部分原因或许在于家庭纽带的弱化、无能为力感的增强以及酒、药滥用引发的问题。

或许更大的挑战来自社会对待自杀态度的变化。尽管自杀对当事者家庭来说仍然是巨大的创伤,但却已经不再伴随多少社会歧视了。对于那些身患重病、痛苦不堪的人(一直以来都是一个高风险群体),或者那些感到生命已经走到尽头的人来说,确实有越来越多的人将自杀看作是多一个选择而已。瑞士已经将这些情况下的爱助自杀合法化,但是通常将精神疾病患者排除在外。随着"生前嘱咐"[1]日益被广泛接受,而且如果合法的爱助自杀从瑞士扩展到其他地区(这一点几乎毫无疑问),自杀可能慢慢地

---

1 一种书面声明,表示如本人将来由于患不治之症等原因康复无望时,可任其自然死亡,不必再用人工方法延续生命。

被重新看作是个人自主权的道德和伦理问题，而不是精神病学问题。到时候更重要的是，应该预防因判断力受精神疾病扭曲而导致的自杀，以此保护真正的自主权。

为何精神病学是医学活动？

并不是人人都认为精神卫生服务机构应该由精神科医生来运营（尤其是在这些服务机构内部!）。毕竟，它们是"精神卫生服务机构"，而不是"精神病学服务机构"。争议大多集中于"医学模式"上，人们认为它过于狭隘，主导性过强了（第三章）。心理学和社会照料都可以提出充分的理由来证明自己的领导能力，精神卫生护理则常常强调自身的独立性。从之前谈到的情况来看，显然良好的临床实践（无论叫做精神卫生还是精神病学）要求关注的范围更为广阔，而不仅仅局限于医学。那么，精神病学是如何变得具有如此优势的呢？

一种论点源于精神疾病和躯体疾病的重叠。几乎所有精神疾病状态都可为躯体疾病所模仿，对躯体疾病的漏诊会有很大风险。甲状腺疾病可表现得像抑郁症（"黏液水

肿性疯狂"）或焦虑状态。维生素B$_3$缺乏可表现得像痴呆
（糙皮病）；肌无力和早期多发硬化很容易被误诊为癔症性
障碍。这样的例子可以开出一张长长的单子。但是，这个
论点其实非常无力。大部分病人是经过家庭医生转诊到精
神卫生服务机构的，之前已经排除了躯体问题。即使不是
这样，也很快就能发现病人"不像其他抑郁症患者"，于
是很容易会去寻找医学或神经病学方面的原因。以前精神
科病人住在大型精神病院，接触不到其他医疗服务，那时
这个论点可能会比较有说服力；但在21世纪，这个论点几
乎没有什么意义。

　　另一个论点是，许多最为成功的治疗方法都是通过医
学途径开发出来的，而且因为其中许多是药物，所以需要
医生来管理。这一论点的后半部分不太令人信服——在
休养所和孤独症学校这样的居住机构，精神科医生就只参
与治疗和开药，并不负责管理。然而，还有一个论点，
即"医学模式"一直以来取得了极大的成功。我这里所说
的医学模式指的是这样一种方法，它虽然在很大程度上依
赖于科学理论和方法，但从本质上说是实用主义的。若有
用，继续这样做；若没用，停止这样做；若不确定，做严

格的实验来确定。精神病学总体上不依赖于某种特定理论，并且其科学方法较为宽泛，这两点或许是其主要的优势。此外，精神病学内部还有一种良性的家长作风，以及承担责任的意愿；这一点在公开场合虽然受到责难，但是在私下里却常常受到欢迎。

然而，医生在精神病院居于领导地位实际上是出于其他原因。在19世纪，对于精神病症和躯体病症的重叠，几乎没有什么疑问。很多精神病院的住院病人患有梅毒的脑并发症，并很快因此死亡，还有更多此类患者遭受严重躯体疾病的折磨。然而，医生并没有**成立**精神病院，而是被指定负责精神病院（第二章）。这并非因为他们能够为病人提供有效的治疗，而是因为医生的社会地位和责任使其成为保护病人免受虐待的有效卫士。这种虐待曾一度是后来被收容院所取代的疯人院中普遍存在的丑闻。当时针对疯病的医学方法恐怕破坏大于帮助。医生最初获得主导地位的原因或许让人意想不到，但是他们现在保持这一地位的原因则是可以理解的。至于医生将来是否仍然会处于主导位置，这是另外一回事，我们会在第七章继续讨论这个问题。

找精神科医生咨询

如果全科医师把你转诊给精神科医生，情况会怎样呢？精神科医生的做法各不相同，但遵循大体上可预见的模式。几乎肯定会有一次会谈——大部分咨询完全是对话，没有体格检查或抽血检查。会谈通常持续30到60分钟。

首先，精神科医生很可能会让你用自己的话告诉他们近况如何，有什么苦恼的事，你认为问题在哪里。虽然全科医师已将情况总结在转诊单上，大部分精神科医生希望听听你的亲口讲述，以得到一幅清晰的图景。接下来，精神科医生可能会引导讨论的话题，获取关于你和你的人生更广泛的背景知识（你的"历史"）。他会了解你的成长情况、家庭环境，通常还会详尽地询问家族疾病（尤其是精神疾病）。接着他会询问你一直以来的健康情况——包括躯体和精神健康，还会询问酒、药使用方面的问题（尤其是针对年轻人），因为酒、药使用常对精神疾病问题有重要影响。更详细的询问可能和你的具体问题有关（重要关系、工作压力等）。

采集完病史后，精神科医生会做所谓的"精神状态检查"。这是对你的症状的具体评估——烦恼、心境、睡眠、先占观念。通常这也是以对话形式进行的，但是有时会有一些相当正式的问题和简单的记忆测查。这些一般来说简短而且容易——不像做智商检查那样。

在病史采集和精神状态检查之后，精神科医生通常会得出关于问题是什么的意见（常叫做"简单陈述"）。这个简单陈述通常包含了一个诊断，同时还有许多其他内容，如他对引起问题的眼前困难和应激的看法。他会和你讨论这些内容，听听你的意见，然后说出他认为合适的各种选择。这可能包括一系列治疗方法（谈话或药片），或者住院治疗（极少见的情况）。不过，令人惊讶的是，建议和安慰常常就已经足够了。在英国，近四分之一转诊给精神科医生的病例只咨询一次，咨询结果是精神科医生给病人或全科医师提出一些建议。

因为很多精神疾病问题影响到家庭成员，精神科医生常常要和家人谈谈，这既是为了更清楚地了解病情，也是为了向他们解释准备使用何种方式的治疗（他们可能非常担心），以及怎样才能最好地帮助病人。当然，这样做并非总是合适的——涉及的情况可能非常私密，成年病人愿意的话，有权要求完全保密。

精神科医生**不**会识透你的心思，也**不**会问你带有陷阱的问题。有时似乎看起来是这样的，因为他好像知道的东西比你告诉他的要多。这并不是魔术——而是仅仅因为他曾听到过类似的故事，从而能够理解你的情况。毕竟这是他的工作——理解抑郁、焦虑是什么样的感受，知道人们怎样应对生活中的困难。很多人发现这本身就是一种安慰——他们的问题不是独有的；别人有过类似的困难，并且将其克服了。同样，精神科医生不是要通过带有陷阱的问题"把你抓出来"。他们想知道你的情况，想告诉你应对这些情况的建议。他们也不会违背你的意愿突然让你住院。没有什么精神疾病诊断是需要立即强制住院的。这种情况只发生在大量证据显示真正有风险的时候，而且通常要经过许多讨论以及家人和全科医师的参与。

作完评估并和你讨论了治疗方法之后，精神科医生可能和你约定下次就诊的时间，或许是来看他本人，或许是治疗团队里的其他成员（例如护士或心理学家），或者他会说你不必复诊了。无论哪种情况，他都会书面通知你的全科医师。

现在我们对精神病学的范围有了一点了解——它与其他理解人类心智的手段关系为何，它治疗哪种类型的障碍或疾病，以及主要的治疗方法。你可能开始后悔读这本书——这么多不确定性、重叠和矛盾。难道就不能简单点吗？也许不能。如果我们从头发明精神病学，情况或许会有所不同。然而，我们现有的精神病学是在过去两个世纪里一点一滴发展起来的。它是相互对抗的强大力量和重大的历史性发展的产物，又刚刚开始面临神经科学惊人进步的挑战。所以请继续读下去，读到最后应该就有些明白了——当然，你还记得我从来没向你保证过确定性吧。

第二章

收容院和精神病学的起源

想要了解精神病学的历史不算困难，因为它比较短——只不过200年。精神错乱者的存在是人们早已认识到的，而当家庭内部无法照料他们的时候，一些权宜之计就出现了——对富人设有私立疯人院和疗养所，对穷人则设有济贫院。济贫院里住着所有不能照顾自己的人——智力低弱者、病人、游手好闲者以及失业的人。那里的条件严酷（这是故意的，以减小公共财政的负担），而且其他同住者常常对精神病人没有耐心，或是占他们的便宜，因此他们的生活过得很糟。私立疯人院也好不到哪里去。开设或运营疯人院没有任何培训要求。其主要目的似乎是把富有家族的疯人藏起来避人耳目，或为保护家族声誉，或为侵吞他们的财产。在18世纪晚期的英格兰，深受爱戴的国王乔治三世[1]受到了残酷对待，这激起了人们对私立疯人院的强烈反感。

1685年在伦敦开设的贝德兰姆是最早的大型公立疯人院，它经历了巨大的变革后存在至今，即现在的贝特莱姆皇家医院。展览公立疯人院里的病人在18世纪早期是一项流行的公众娱乐，尽管这在受过高等教育的人士当中遭到厌恶。法国于1656年建立了主官医院和综合医院（为女性设的是比合翠医院，为男性设的是萨贝提利耶医院）。这些机构名为医院，但实际上是更类似于济贫院的一般性监护机构。愚人院设立于中世纪的欧洲。美国最早的疯人病房1729年开设于波士顿的一家救济院，第一家美国精神病院则于1773年在弗吉尼亚州的威廉斯堡成立。

约克疗养院

将精神病人分离出来并提供更恰当照料的推动力并非

1　乔治三世（George III, 1738—1820）是1760至1820年在位的英国国王。他晚年患有间歇性（最终成为永久性）的精神错乱，于1811年由其子摄政。当时的医生对他的病束手无策，现在则一般认为他患的是卟啉症。

来自于医生，而是来自于社会改革家，这反映出人们开始关注人的尊严。当时提出设立收容院更多地是为了保护精神错乱者不受社会的伤害，而不是相反，在我们现今这个一味强调消除风险的时代里，认识到这一点不啻让人警醒。1792年在法国，皮内尔[1]戏剧性地、同时也是象征性地将比合翠疯人院里被收容者的锁链去除了。在英格兰，一个贵格会教徒家族（图兑家族）提议并最终在约克郡建立了第一家收容院。图克家族在读过了皮内尔和埃斯基罗尔[2]的著作之后确信，宁静和谐、贴近自然的环境，亲切体贴的态度，以及可预期的既定程序（即"道德治疗"），会给受到困扰的心智带来平静。约克疗养院建立时能容纳30个病人；1796年它开放后取得了显著的成果——很多早期的病人病情改善甚至治愈后出院回家了。它吸引了全世界的注意，美国和全欧洲的参观者都来此学习并加以效仿。由此，英国较早地建立了宽容的管理体制，轻易不使

1　皮内尔（Philippe Pinel，1745—1826），法国医师，提倡改进对待精神病患者的态度，著有《疾病的哲学分类》等。

2　埃斯基罗尔（Jean-Etienne-Dominique Esquirol，1772—1840），法国早期的精神病学家，创立现代临床精神病学的巴黎学派成员。他曾师从皮内尔。

用锁链或皮带等机械约束（后来由约翰·康诺利[1]在"不约束运动"中所倡导）。

收容院运动

19世纪20年代，收容院运动发展起来；在此后的70年间，数百家收容院建立于英格兰的每个郡、大多数的欧洲

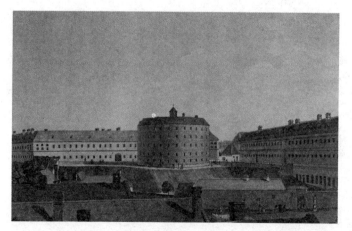

图1 "愚人塔"，毗邻欧洲第一家现代综合医院——维也纳综合医院，1787年由神圣罗马帝国皇帝约瑟夫二世（Joseph II）建造

---

1 疑为作者笔误。应为John Conolly，英国医生。1839年成为米德尔塞克斯郡精神病院的住院医师后，他在对精神病患者的治疗中大力提倡完全的"不约束"原则，其影响遍及英国。后文中出现的John Connelly或Connolly应皆为此误，不再另注。

国家以及全美国，它们的目的是收容穷困的"疯子"。这一投资的规模放在今天是难以想象的，从其可以容纳数百病人、设备良好的巨型建筑可见一斑。收容院的硬件（空间、供暖、食物、娱乐）要大大好于大部分病人家里的条件，因为道德治疗的原则要求收容院拥有开敞的空间和广阔的面积，位于远离拥挤城镇的乡下。至于它们常常选址于高处通风的位置，则是因为当时的理论认为薄雾或"瘴气"影响到疾病的发生。

董事会安排了医生来主管收容院，其主要原因是医生能够负起明确的责任。当时没有什么有效的医学介入手段，这些医务主管的角色主要在于行政和纪律方面。医生甚至没有权力接收病人或决定病人出院——这通常是地方执法官决定的。

收容院一开始运作良好，它们常常接收新发病的病例——其中很多人康复了。但是很快地，收容院里住满了那些没有康复的病人，变得十分拥挤。从整个19世纪后半期直到20世纪初，精神病院里病人的康复率持续下降，原因就在于这些较严重的病例越来越多。逐渐地，对治疗的乐观态度消退了，收容院的条件恶化了（虽然比济贫院还

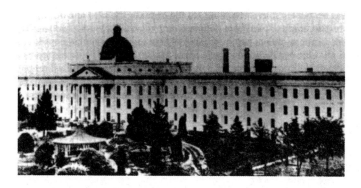

图2 位于米利奇维尔的佐治亚州立疗养院：美国最大的州立精神病院。1950年顶峰时收治了1万多名病人

是强得多）。

对收容院的投资贯穿了整个19世纪，一直都没有停止过。在美国，由于有影响的社会改革家多罗西娅·迪克斯（Dorothea Dix）和内科医生本杰明·拉什（Benjamin Rush）的倡导，收容院始终得到高度重视；在英格兰，受颇富影响的社会改革家沙夫茨伯里勋爵[1]的推动，收容院得到强大的中央财政支持。收容院起初规模都很小，但是它们在欧洲迅速扩展为每个可容纳数百名病人的机构，在美国更是每所可容纳数千人，因为那里的建设工程开始

1　疑为作者笔误，应为Lord Shaftesbury。

得略晚，持续的时间更长。在1903至1933年间，美国精神病院里的病人数量翻了一倍还多，从143,000人增长到366,000人。这些病人中的大多数住在床位1,000张以上的机构里，而且美国的精神病院还在继续扩张。其中最大的是在米利奇维尔的佐治亚州立疗养院，到1950年时它容纳的病人超过了1万人。

不约束运动

对精神病人的照料强有力地反映了文化价值观，这即便是在精神卫生研究全球化了的今天也仍然如此。收容院运动初始之时，英国和美国都十分注重人权，英国更是特别强调治疗病人时尽可能地减少身体约束。约翰·康诺利当时是汉韦尔收容院的医务主管，他带头提倡在管理病人时不用约束衣或锁链。他重视受过良好训练的、沉着冷静的工作人员的价值，并使用隔离的办法使病人平静下来。一位拜访康诺利的美国参观者评论道，英国病人一定比较温顺，这种办法"在美国肯定行不通"。这一传统在英国持续下去，英国成为第一个拥有完全不锁房门的精神病院

的国家（苏格兰的丁格尔顿医院到1948年已经是一所完全
"门户大开"的医院——这还是在新药物出现**之前**，见第
三章）。英国在控制激越病人时完全不用机械约束的做法
至今仍然是不寻常的。当然，它是依赖药物来实现的，这
究竟是否总是一件好事，还值得商榷。

精神病学作为一项职业

医务主管对收容院的运作负责——确保食物充足，解
雇醉酒的工作人员，防止虐待，如果病人康复了便向董事
会提议让他们出院。这当中的一些能人（如约翰·康诺
利）在人事管理方面变得极富经验，并且开始带头设计新
型的收容院。早期的收容院运动取得了显赫的建筑成就，
但治疗成就相对较少。做一个收容院的医生不必接受特殊
的培训——不过就是去到那里，和主管并肩工作，如果幸
运的话，最终取代他的位置。然而，这些医生一般都善于
思考（他们都是男性），并且对科学感兴趣。19世纪40年
代，他们成立了自己的职业团体——1841年的英国医务主
管协会（之后于1865年更名为皇家医学心理学协会，1971

年又再度改名为皇家精神科医师学会）。该职业协会在1841年的成立刚好与恐龙的命名发生在同一时间——这个职业的诽谤者们没有放过这一巧合。

"德意志"——精神病学的诞生地

19世纪下半叶，讲德语的欧洲地区智识领域一派繁荣景象。组成现代德国的那些邦国相互之间是竞争者，它们以各自的地方政府为中心，拥有声名显赫的大学和机构。与当时的法国不同（在法国所有事情都发生在巴黎），德意志地区有数个文化和语言上相关、但各自独立的革新中心——慕尼黑、柏林、维也纳和苏黎世。在这些中心诞生了现代精神病学的伟大先人：格里辛格（Griesinger）、莫雷尔（Morel）、阿尔茨海默（Alzheimer）、克雷佩林、布洛伊勒、弗洛伊德和荣格。1864年在柏林，格里辛格成为了第一位精神病学教授，而到了1882年，这一数字已经变成了6个。相比之下，英国在1948年才任命了第一位精神病学教授。

这些学术职位基本上没有安排在精神病院内，也并非专为治疗精神病院中大批患有精神病和痴呆的病人而设。

大部分研究在大学诊所里进行，其中大多集中于细致的神

经系统检查，其目的是试图阐明当时认为引发了精神疾病

的"变性"机制。在精神病学最具有影响力的人物当中，

有三位进入这个领域是出于私人的原因。克雷佩林和弗洛

伊德都是因为坠入爱河，布洛伊勒则是因为家庭原因。弗

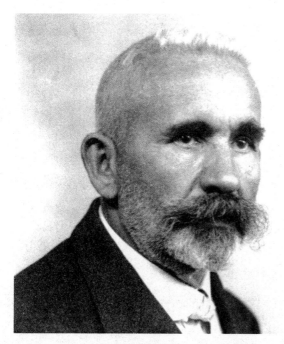

图3　埃米尔·克雷佩林（1856—1926）：他区分了早发性痴呆（后称精神分
　　裂症）和躁狂抑郁症，并为精神障碍的合理分类奠定了基础

洛伊德和克雷佩林都在大学里拥有成功的研究职位（弗洛伊德正忙于解剖鳗的神经系统）。在当时，研究生涯与婚姻和家庭是不能兼容的（无论是从收入还是从时间上而言）。然而，这两位都遇到了心仪的结婚对象，所以别无选择，只好放弃前途光明的研究职位，寻找"现实的"工作。幸运的是我们知道这两位后来的婚姻生活都很长久而且幸福。布洛伊勒出生于瑞士苏黎世州并在那里长大，他不想搬迁。他的妹妹患上了精神分裂症，而他们两人的关系十分亲近。因此，回到她所在的伯格尔斯利医院工作看起来就是理所当然的了。正是这三个人塑造了现代精神病学。

克雷佩林（1856—1926）

克雷佩林与他的新婚妻子于1886年搬到了多尔帕特（现属于爱沙尼亚）做收容院医生。当时的专业人士阶层讲的是德语，但他的病人却不会——结果是他一点也不明白他们说了些什么，无法有效地与之会谈。他于是研究他们的病例记录，观察他们的病情波动。由此他作出了精神分裂症（他称之"早发性痴呆"）和躁狂抑郁症之间的区分。虽然这两种病症在急性期的时候难以辨别，但随着时

间的推移，重要的差异便显现出来。（他认为）早发性痴
呆病人永远都不可能完全康复，并且随着每次急性发病残
疾程度越来越重。基于疾病的病程，他确立了两种主要的
功能性精神病的分类，这一分类直至今天还在沿用。

"克雷佩林式的"一词暗指对精神分裂症的消极看法
（若依据其结局较差来定义精神分裂症，那么只有在结局
确实较差的情况下才会下这一诊断），而且夸大了精神分
裂症与躁狂抑郁症之间的差异。然而，仅仅是证明能够成
功地对精神病进行分类这一点就带来了巨大的益处。一
旦能区分不同病人群体，就可以对结局作出合理的预测
（"预后"），并绘制出这两种疾病各自更为清晰的图景。
在区分出了这两种疾病之后，精神科医生开始能够区分其
他疾病（痴呆、脑梅毒、中毒）。从最简单的层面来说，
这一分类使得精神病学更加关注病人的病情，并为一些基
本的预测和治疗的发展奠定了基础。

克雷佩林一生到处周游，并且声誉渐隆，影响日增。
他还是一位禁酒运动的积极倡导者。在他到意大利的一次
演讲中，他激进的诊断理念还不及他拒绝饮酒这一事实更
令他的意大利同行感到惊异。实际上，他认为倡导禁酒是

自己为人类做出的主要贡献。

尤金·布洛伊勒（1857—1939）

布洛伊勒于1911年首先提出了精神分裂症这个术语。此前他在苏黎世的伯格尔斯利医院进行过多年的认真研究。布洛伊勒的状况可以说和克雷佩林天差地别。他从小时起所讲的方言就与他的病人一样；他和患有精神分裂症的妹妹住在同一家医院里；他晚上常常和病人聊天。他通过各种方式试图理解和弄懂他们的内部世界，而不是像克雷佩林那样仅仅进行观察。他对精神分裂症的定义基于病人体验的内容。这种途径使他在疾病结局良好的情况下也能下诊断（假定特征存在的话）。当然，很多精神分裂症病人的结局较差，但布洛伊勒确认了有些病人可以是结局良好的。

布洛伊勒认为，精神分裂症主要的紊乱是从亲密关系中的退缩，以及思维和心境的紊乱。他认为幻觉和妄想是病人试图弄明白这些紊乱体验的努力。他用他著名的"4个A"来定义精神分裂症——**孤独**（Autism，指退缩）、**情感**（Affect，指心境紊乱）、**联想**（Association，指思维障碍——将不同寻常的联想或含义加诸词语）和**矛盾性**

（Ambivalence，指缺乏方向和动机）。布洛伊勒的方法近年来被对"阳性"症状（妄想、幻觉、思维障碍）的关注所取代，因为阳性症状更容易识别，并且能够通过药物有效地治疗。对于这种最具破坏力的精神疾病，布洛伊勒的方法显然更为人性化，因为即使是对最严重病人的体验它也赋予了意义。

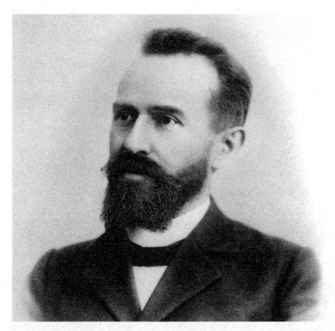

图4 尤金·布洛伊勒（1857—1939）：1911年首次使用了"精神分裂症"这一术语

西格蒙德·弗洛伊德（1856—1939）

和克雷佩林一样，弗洛伊德也不得不为了婚姻放弃自己喜欢的职业。作为一个犹太医生，他当时可能的选择就只有一条路——私人执业。弗洛伊德没有在收容院工作的经历，所接触病人的几乎都是神经症患者；他对自己的方

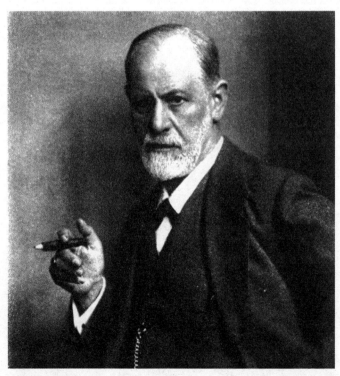

图5　弗洛伊德（1856—1939）：精神分析之父

法在治疗严重病人时的局限性一直都有着清醒的认识。但是，在仔细阅读他记录的病史后会发现，他无疑治疗了一些紊乱情况相当严重的病人。他的探索将他引向了一个完全不同的方向：即精神分析的建立（第三章）。他认为自己既是一个治疗精神问题的医生，又是一个探索精神世界的科学家。他始终相信，躯体治疗（即通过药物治疗）最终能治愈精神疾病。

我们可能会以为，这些一个世纪之前的群体之间是相互对抗或回避的，但情况似乎并不是这样。这时的精神病学仍然处于"前医学模式"阶段。在大型收容院工作的医生将病人按粗泛的诊断群体分类之后，所能做的一切就是和病人交谈。道德治疗演化为粗糙和简易的心理治疗。没几个人相信这种方法能治愈疾病，但医生的角色从来就未局限在仅仅是治愈上，它还包括了减轻病人的痛苦。这一时期收容院医生的日志见证了他们花在和病人交谈上的时间——他们试图给病人带来安慰，并且靠讲道理使他们平静。

另一位伟大的德国精神科医生卡尔·雅斯贝斯（Karl Jaspers，1883—1969）的著作正反映了这一点。雅斯贝斯

30岁时在海德堡撰写了名著《普通精神病理学》（1913）。这本书现在仍在印刷，在描述精神病性疾病的心理过程方面，至今还没有超越它的著作。开始的时候，雅斯贝斯对精神分析师们的著作秉持接受的态度，并且在自己的书中清晰地区分了研究精神疾病的两种途径。第一种是"理解"（*verstehen*），第二种是"解释"（*erklären*）。他认为这两种方法都是合理和必要的：病人说的是什么意思，是什么导致了病人这样说？这在精神病学中仍然是引起争论的二分法——尤其是在心理学观点和生物学观点之间。但是，雅斯贝斯最终对弗洛伊德失去了耐心，因为他感到弗洛伊德在暗示理解就是解释。在精神病学发展之初，两种途径都是需要的、有价值的。

首个医学模式

20世纪20年代和30年代"首个医学模式"的出现预示着收容院时代的结束（第三章）。第一次世界大战期间，出于治疗士兵炮弹休克的需要，人们对精神病学的兴趣大增，而与此同时，收容院更加拥挤不堪，愈受冷落。20世纪20年代起，真正有效的治疗才被发现并得到推行。这些治疗引起了态度的普遍转变，恢复了人们的乐观情绪。"精神错乱者"代之以"精神病人"，"收容院"代之以"精神病院"，"对精神病患者出具正式证明"为"非自愿住院"所取代，而自愿住院更是第一次成为寻常之事：这是在观念上一次真正意义的革命性变化。

在这之前，控制激越的药物取得了稳步的进展，但是这一时期具有划时代意义的是两种新的治疗方法——脑梅毒的疟疾疗法和电休克治疗。

尤利乌斯·瓦格纳-尧雷格（1857—1940）和疟疾疗法

在弗洛伊德于1939年被授予诺贝尔医学奖之前，瓦格纳-尧雷格（Julius Wagner-Jauregg）是唯一获得该奖的精神科医生。他被授予该奖是因为他在1917年首创了脑梅毒（当时称为麻痹性痴呆，即GPI）的疟疾疗法。在梅毒的有效治疗问世之前，一小部分慢性感染的病人大脑发生病变，导致了灾难性后果。病人发展到这一步常需要20年的时间，到那时他可能已经结婚生子、生活安定。这种病给

19世纪社会带来的恐怖在易卜生（Ibsen）的戏剧《群鬼》中被生动地表现出来。精神症状的发生突然而又剧烈。哲学家尼采（Nietzsche）就是一个例子；他不明原因地抱住了在都灵街头受到虐待的一匹马，几天之内就被禁闭在了精神病院里。尼采11年后去世，从未能够康复。恶化是悲剧性的，且令人感到羞辱。它常伴随夸大妄想（所有那些在漫画中确信自己是拿破仑的病人就是这么来的），并最终发展为痴呆。

瓦格纳-尧雷格的治疗首先使用疟疾寄生虫感染病人，然后等待，并在病人出现高热时悉心护理。经过10到12个周期，高热就杀死了梅毒细菌。在这之后可以用奎宁来治疗疟疾。这种治疗十分困难，而且风险很大，但是总好过没有希望。就这样，远在有效的抗生素问世之前，麻痹性痴呆就被从精神病院完全清除了。疟疾疗法使人们重拾对精神病院的乐观情绪，并且对实施这种困难但有效的治疗的医生和护士来说，这种疗法增强了他们的职业自豪感。疟疾疗法还使精神病院与综合医院之间建立起了更为明确的联系，因为病人常常需去综合医院进行治疗。通过这些治疗过程，人们开始认识到，非自愿住院的病人常

常会配合治疗，于是引发了对是否需要强制病人住院的重
新评估。

电休克治疗

疟疾疗法如今仅仅剩下历史意义了，而电休克治疗
（ECT）仍在广泛使用。精神科医生知道癫痫发作常导致
心境的明显变化——在发作后数小时内使病人保持兴奋或
平静。再加上人们认为在精神分裂症病人中癫痫较为罕
见，于是一个想法产生了，即或许癫痫发作可以防止精神
分裂症。自1935年起，精神科医生开始通过诱发癫痫发作
来治疗精神分裂症病人，方法是让他们吸入樟脑或给他们
注射一种叫做戊四氮的化学物质。治疗效果令人鼓舞，很
多病人的病情得到了改善。不幸的是，这种体验让病人非
常难受（尤其是注射戊四氮后癫痫发作前的那几分钟），
以至于病人恐惧日深，很多人都拒绝接受治疗。

意大利人切莱蒂（Cerletti）想出了一个主意，即利用
微弱电流来启动癫痫发作；1938年他在病人身上首次使
用，效果显著。几个精神科医生随后也开始使用电休克治

疗，并且同样收到了明显疗效。电休克治疗确实能使激越的精神分裂症病人平静，不过它最戏剧化的效果是作用在抑郁症病人身上；很多抑郁症病人经过治疗不但康复了，并且能够维持。如果说这种治疗听起来有点野蛮的话，那么不妨记住这样一个事实：20世纪30年代的抑郁症病人常常在精神病院一住几年（即使是在条件非常好的精神病院里），并且有高达五分之一的病人在住院期间**死亡**。

起初，在进行电休克治疗时是不用麻醉药的，这显然是一种令人恐惧的体验，常伴有头疼、记忆丧失和小的骨折（如果发作很厉害的话）这样的并发症。在过去的50年里，医生会给病人使用短效麻醉和一种防止肌肉收缩的化学药品，所以治疗时看不见癫痫发作，也没有骨折的风险。头疼和记忆丧失仍然是问题，但病人不会回忆起实际的癫痫发作。

电休克治疗的发明和持续应用是精神病学发展中的典型例子。最初引发这种治疗的想法（癫痫能对抗精神分裂症）是错的，但治疗却起了作用（尽管对抑郁症比对精神分裂症更有效）。我们仍然不知道电休克为什么起作用，但它确实起作用了。电休克仍然是精神病学最有效的治疗方法之一，而且（即便是名声不好）大部分做过电休克治疗的病人都说自己愿意再度接受这种治疗。

精神卫生立法

精神病学在医学领域内是独特的，因为它能够违背病人明确表达的愿望进行强制治疗。由此，大部分国家都专门立法，允许强制治疗并对之进行监控。整个收容院运动就牢牢地建立于这样的立法基础之上。追寻19世纪英格兰立法发展的脉络比较容易做到，因为它是较早有中央政府的民族国家，地区之间的差异也不大。

最早的立法是为了规范疯人院。当时只是要求疯人院注册。法律没有设置标准，但是如果某家疯人院发生极为恶劣的虐待事件，可以将其关闭。1808年的《收容院法案》和1845年的《精神病法案》均是为了保证病人能够得到照顾，并防止对脆弱的精神病人进行剥削。它使得"将极其疯狂者"从济贫院"转到"收容院成为可能。

在接下来的半个世纪里，公众注意力的焦点从关切贫穷的精神病人是否遭到忽视和虐待，转向担心为了掠夺财富而恶意禁闭精神健全者。"所谓精神错乱者朋友会"拥有一位身为海军元帅的主席，它在19世纪末的英国得到了议会和公众的大力支持。1883年，乔治亚娜·韦尔登（Georgina Weldon，一位"活泼、迷人、富有、人脉颇广的女性"）在伦敦的科文特花园歌剧院发起了一场集会，质疑对她最近的禁闭；她最终获得了胜利。公众日益加剧的不安在1890年《精神病法案》中反映出来。这部满是法律条文的法案长达数百页，有342款；它在保护病人权利的优先性方面走得太过，以至于实际上不可能进行早期自愿治疗。精神卫生立法方面的杰出历史学家凯瑟琳·琼斯（Kathleen Jones）写道："这一法案阻碍了精神卫生政策的进步长达半个世纪之久。"

公众对精神卫生的态度就这样一直摇摆不定。几乎每个发达国家都在法律权利和治疗需要之间、在社会需要和病人需要之间努力寻求平衡。我们在第六章会再对此进行讨论，这里提醒一下我们已经提到了这个问题。

收容院跟跟跄跄地又向前走了五六十年，既陷于立法困境之中，又在革新方面受到阻碍（只有20世纪二三十年代在治疗方面取得的喜人进步是个例外）。又过了30年，

这一遍及全世界的令人畏怯的设施才最终受到挑战并走向

尽头。这是本书第三章的主题。

第三章

走进社区

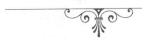

在被遮遮掩掩了数十年之后，精神病人现在成为公众注意的焦点。几乎每个星期报纸上都会出现有关的大字标题，不是提及那些无家可归的精神病人的困境，就是涉及某个精神紊乱者的事件。"社区照料"已是全世界都关注的事业，同时也伴随着深刻的反省，以及对暴力和动乱的恐惧。这种情况是怎样产生的呢？它是否真是灾难性的呢？如果真是这样，我们又能做些什么？

去机构化

西方国家的精神科病床数已缩减到1955年的三分之一以下。在英国，几乎所有大型精神病院都关闭了，美国的大部分精神病院也是如此。剩下屈指可数的几所精神病院容纳的病人只及原来的一小部分。为长期住院的病人设置的慢性病房都取消了。20世纪50年代中期，美国有50万精神科住院病人，英国有16万人。现在美国不足10万人，英国则不足3万人。这种趋势几乎是世界性的。这一过程有个并不优雅的名字，叫"去机构化"，它始于减轻病房的

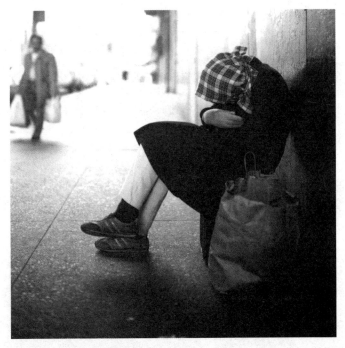

图6 "袋子女士"：几乎没有财物、无家可归、患精神疾病的妇女——20世纪90年代世界各地城市中日益常见的景象，往往被归罪于迅速关闭精神病院的行动

拥挤，接着就开始关闭病房。在过去的15年间，最终出现了整所精神病院的关闭。

人们通常将收容院的人去楼空归因于20世纪50年代初抗精神病药的发明。这显然是主要的动力，但却不是全部原因。在抗精神病药出现之前，社会对精神病人的态度就已经开始发生根本性的转变。新型药物所产生的影响在不同地区差异很大——在有些国家病人大批大批地出院，在有些国家则几乎没有什么变化。社会态度和精神病学内部的根本性反思同样发挥了强大的影响力。之后，经济因素也成为了原因的一部分。不过，还是让我们先从药物开始谈起。

药物革命

正如很多重要的发现一样，发现氯丙嗪的抗精神病作用也纯属偶然。一位研究创伤和休克的法国海军麻醉师注意到，氯丙嗪能使术后的病人平静下来，但又不是处于镇静状态。1952年，两位精神科医生德莱（Delay）和德内克（Deneke）在巴黎圣安妮医院试验了这种药物，结果令人吃惊。试验到第十个病人的时候，他们知道自己取得了突破。在接下来的4年里，氯丙嗪成为治疗精神病性疾病的一线疗法，精神科病房的气氛完全改变了。

药物的使用最立竿见影的效果是使病房人性化了。工作人员可以开始更多地了解病人，而不仅仅是控制他们。疾病发作的时间短了，紊乱程度轻了，由此康复和早日出院（在家庭关系和工作永久性受损之前）成为了现实的可能。起初，药物只是用于治疗急性发作，但到了70年代，人们意识到坚持用药能降低复发风险。这种"维持治疗"自此成为精神分裂症和其他精神病长期治疗的基石。

在过去的50年间，一系列抗精神病药被开发出来。大部分药物的疗效相当，但是不良反应不同。最初的氯丙嗪类药物常使病人僵硬、嗜睡。新型药物避免了导致僵硬，但是可能造成体重增加和糖尿病。有些药物有了长效注射用剂型，这意味着病人忘记了服药也没关系，只要每2到4周注射一针就可以了。

药物革命不只局限于抗精神病药。第一种抗抑郁药（丙米嗪）于1958年问世。抗抑郁药比电休克治疗的效果持久，而且对更多的病人而言更易接受——到了80年代初，美国医生每年要开出1000万张抗抑郁药处方。1949年，人们注意到碳酸锂（一种自然界里存在的物质）有安定效果。1968年，碳酸锂被作为长期"心境稳定"的疗法用于躁狂抑郁症，显著降低了复发风险。

这里不便细谈现代精神科药物的发展，只需指出一点，即这个过程是逐渐加速的。现在我们有了各种各样的药物来治疗大多数已认知的精神病症。然而，这些药物不是"灵丹妙药"。虽然没有一种药物能将患某种疾病的所有病人都完全治愈，但是经过慎重选择，药物治疗能在大部分精神病人身上收到明显的疗效。不过，这些新型药物的成功也带来了过度使用和伦理困境的风险，这一点我们会在第六章讨论。

社会态度的革命

第二次世界大战

第二次世界大战期间，精神病学发生了根本性变化；而由于其贡献得到高度重视（既在士兵选拔方面，也在对战争精神障碍的急性治疗方面），精神病学重拾了信心。

精神病学关注度和重要性的上升，吸引了很多医生进入这个领域，换作以前，这些医生是绝对不会考虑在收容院工作的。也因此古老的问题有了新思想的参与。另一方面，本来健康的人在经历战争之后产生了严重的精神问题，这种现象挑战了旧时宿命式的遗传假说。通过实用性治疗（例如，注射巴比妥盐以释放或"宣泄"近期恐怖经历产生的情绪）使战争创伤戏剧性地痊愈这一点，更是证实了应激和创伤在这些精神障碍中所扮演的角色。精神病学成为了积极的、乐观的、几乎是魅力四射的一个医学分支。

治疗社区

用药物治疗急性战争神经症不是二战期间唯一的进步。受过精神分析训练的精神科医生在美国和英国都受雇为重要的军事顾问。他们对组织本身如何影响精神健康和康复进行了探索，并发展出了"治疗社区"。

治疗社区强调医院（或监狱、学校、工作场所等）的**组织**对组织中个人的健康状况有重要影响。对精神科病人来说，组织可以是自我学习和康复的机会。军队精神科医生注意到，治疗普通士兵的心理障碍存在问题，因为医生本身是高级军官。等级和地位构成了治疗的阻碍。于是，他们主动缩小病房内的地位差异，鼓励非正式化，强调病人有能力进行合作，以相互帮助和解决问题。这就使得患神经症和有残疾的个体可以在一个民主、宽容、探索的团队环境里学习应对问题的新方法。

治疗社区运动先是改善了精神病院的照料水平，随后也改善了监狱和有障碍儿童及青少年寄宿学校的照料水平。不过，治疗社区是其自身成功的牺牲者，当其理念得到广泛接受时（甚至在商业组织内），这些理念的来源就被忘记了。精神分析的命运也与此类似。

"机构性神经症"和"全控机构"

大约是在同时，人们开始意识到传统精神病院的环境可能对病人造成极大的损害。医院本身可能**导致**它们努力治疗的一些问题。长期住院的病人（通常是精神分裂症患者）住院数年或数十年后，会变得情感淡漠、自我忽视、孤立隔绝。这种情况一直以来被看作是精神分裂症的后果（所谓"精神分裂症缺陷状态"），这些病人的困境和他们对医院的依赖是主张维持精神病院的理由之一。

精神分裂症的这个方面（不同于急性期症状幻觉、妄想和激越）对新药没什么反应。但是，医院本身似乎对病人有不同的影响。人们一直以来就知道精神病院有好有差。20世纪60年代，一项研究在三所规模相等、员工相似、病人的严重程度也相当的医院里展开，结果发现病人情感淡漠和自我忽视的程度存在明显差异。该研究表明，这种差异与医院日常的活动和多样化水平有关。

精神科医生拉塞尔·巴顿（Russell Barton）进一步探究了这个问题；他提出，情感淡漠主要是对居住在否定个人责任的机构中的一种反应。它是失用的后果——你不再照顾自己，因为总是有人在照顾你。巴顿称之为"机构性神经症"，以此强调这种情况是医院造成的，而不是精神分裂症造成的。他对此作出了改变，为病人提供更大的独立性，其效果显著。很多病人在这种新制度下活跃起来，并且很快就出了院。康复治疗（帮助病人重新获得失去的技能）成为大部分精神病院的工作重心，人们开始乐观地认为大部分情感淡漠、功能残疾的病人将不再需要住院治疗了。

"机构性神经症"激发了变化，但是它的严重程度无疑被夸大了。情感淡漠状态本身**确实是**长期精神分裂症发展的一个方面，只不过这个方面被医院的日常程序所放大了。甚至有些病人已经康复，但是工作人员却没有注意到！巴顿早期的许多病人不费吹灰之力就接受了给予他们的独立，但是这种"被忽视的"病人现在已很罕见，病人通常需要持续地获得支持帮助。

埃尔温·戈夫曼和全控机构

上述对三所医院的研究和拉塞尔·巴顿提出的机构性神经症震动了专业界，但是它们的影响远不能与美国社会学家埃尔温·戈夫曼（Erving Goffman）的著作《收容院》（1961）出版后在世界范围内激起的冲击波相比。在这项开创性的研究中（他以清洁工身份"隐藏"在华盛顿某大型精神病院的病房工作了一年），他清晰而激进的见解和优美的文笔使整个体制都为之惊叹。戈夫曼通过令人信服的细节描述了收容院里**实际的**情况——而不是人们**以为的**情况。医生和护士认为他们相互之间存在着一种共识，但是戈夫曼的研究表明，这种共识并不存在——医生基于疾病和治疗的模式判断病人，护士则更多地基于病人的行为和动机。更能说明问题的是，医生以为自己在管理着病房，但事实上在日常运作中，显然是护士和护工（甚至是其他病人）在制定规则和文化，并握有权威。戈尔曼对收容院体制持反对的态度。

他进一步得出结论说，病人去人性化和降格的原因在于机械的常规和个性化照料的缺失，但这些原因并不仅仅是工作人员训练不足和缺少资源所导致的（尽管通常的解释是这样）。他提出，这样的机构会**主动地**侵蚀个性。这一特征在他所称的"全控机构"——收容院、监狱和军队之类——中尤为典型。这些机构通常满足其成员的所有需要——例如食物、居所、伙伴、休闲等。它们依赖于工作人员和病人（或囚犯和看守、军官和士兵）之间泾渭分明的界限，以及贬低性的仪式，以此侵蚀和压制个体的身份。他认为这些机构之所以这样做，是为了强化纪律，使一大群人更容易管理。他举例说，在他工作过的那所医院，严格的入院程序不仅包括医学检查，还包括对所有病人去虱、洗澡和理发，这就是一种强有力的象征性降格。

尽管最初戈夫曼的著述在专业界不受欢迎（这是可想而知的），但是它们成为了推动精神病院关闭的一股主要力量。他的著作《收容院》在出版40年后，仍然是现代社会学领域引用**最**多的文本。1962年，肯·凯西（Ken

Kesey）的小说《飞越疯人院》（1975年被搬上银幕，由杰克·尼克尔森[Jack Nicholson]主演，影片获得了极大的成功）就生动地描绘了这类非人性化的大型收容院令人不可接受的面目。

精神病人的权利和所受的虐待

到目前为止，我的讨论集中在业界内部导致去机构化的力量。然而，正如收容院的起源一样（第二章），当时

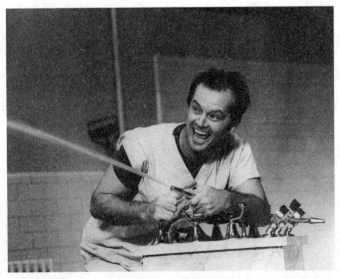

图7 《飞越疯人院》：米洛斯·福尔曼（Milos Forman）1975年拍摄的这部电影描写了一家压抑的精神病院，杰克·尼克尔森扮演反叛的兰德尔·麦克默菲

的社会气候至少有着同等的影响力。第二次世界大战一结束，欧洲就燃起了变革的烈火和对社会公义的渴望。旧有的秩序失了宠，陆续返家的士兵和已经归位的政府都将普通人的权利放在首位。无论是在教育、卫生还是住房方面，民主和社会包容（虽然当时还没有这样的叫法）都主导了各国的议事日程。弱势群体充分参与新社会的权利得到强有力的捍卫，这其中也包括了精神病人群体。他们在纳粹德国遭到的迫害清洗更加表明他们亟需得到受保护的权利。这一点在精神卫生法的变化中获得了最为清晰的体现。举例来说，英国1890年的《精神病法案》强调保护勿将精神正常者判为精神错乱者的权利（对精神错乱者的权利和福利却少有考虑），而1959年的《精神卫生法案》则强调对精神病人的照料和收容需要确保必要的程序和审核，以此来保护精神病人的权利。

20世纪六七十年代，一系列有关虐待精神病人的丑闻浮出水面。对几所精神病院的调查不断揭发出辱及病人人格和对病人疏于照料的事实。报告所述内容从对病人尊严的蔑视到赤裸裸的虐待和殴打，不一而足。这类丑闻为公众反复描绘了孤立隔绝的大型机构的状况（规模似乎是一个关键性因素，在400个病人以上的机构中，风险急速上升）；这些机构里的工作人员受过的培训很少，但是关系紧密，很多人选择这个职业都是追随父母的脚步。大量的证据证实了戈夫曼所描述的医院的种种做法确实存在，它们根本不关心个性化的治疗或照料。

揭露出来的这些真相理所当然地引起了人们的反感，也加深了人们改革或关闭收容院的决心。1960年，英国卫生大臣预言收容院将要寿终正寝，但预测专业界的旧有态度在很长一段时间内还会持续。意大利的改革验证了这一点。这场改革极具人格魅力的发起者精神科医生和哲学家佛朗哥·巴萨格利亚（Franco Bassaglia）认为，精神病院本质上是不可改革的（见第五章），关闭是前进的唯一道路。1978年的《180法令》宣布立即禁止强制入住精神病院，并要求在3年内将精神病院全部关闭。

这一时期，精神病学的整个合理性都受到质疑。反精神病学运动（第五章）在1968年学生骚乱的基础之上诞生了，它由R. D. 兰恩（R. D. Laing）、托马斯·萨斯（Thomas Szasz）和米歇尔·福柯（Michel Foucault）所领导。他们的著作成为了20世纪70年代整个欧洲和美国校园里的《圣经》。

到了80年代初，精神病院的缩减和关闭已经作为一场世界范围的运动扎下根来。这场运动的引领者和发声者都是精神卫生专业人士——其中主要为精神科医生。然而，尽管住院病人的人数减少了，精神卫生事业的花费却**增多**了；一方面因为工作人员的标准与一般医疗的标准更趋一致，另一方面因为数十年来的忽视开始得到解决。对于在过去20年中推动这些议程的政府而言，关闭整所整所的精神病院（现在常常遭到专业人士的**反对**）在财政上的好处是显而易见的。一位敏锐的美国观察家指出，推动过去30年来去机构化运动的，是"治疗上的自由主义者和财政上的保守主义者的'邪恶'联盟"。

"跨机构化"和"再机构化"

收容院初建的时候，最早的病人不是来自家庭，而是来自监狱和济贫院。去机构化令人担忧的一个方面就是缩减意味着更多的精神病人要回到监狱。随着精神科规模逐渐缩小并且越来越以治疗为导向，很多比较难治的病人（这些病人从前会在封闭病房长期住院）被拒之门外，最终入狱。在世界上的一些地区，这一令人遗憾的趋势正在恶化，因为这些地区强制住院的标准非常严格，必须证明当前就存在危险才行。在加利福尼亚，现在监狱里的重性精神病患者比精神病院里的还多。

因此，去机构化的速度其实并不像关闭精神病院的速度所显示的那样惊人。实际上，从大约5年前以来，出现了略微反转的迹象，即更多的精神病人处于某种形式的监管住宿状态。造成这一现象的原因有很多（见下），但是其中一个因素无疑是对风险容忍度的降低。

社区照料

"任何傻子都能关闭一所精神病院。"20世纪80年代，英国的一位高级卫生官员这样评论道。他很快补充说，关键并不在于关闭精神病院，而在于提供其他可替代的照料方式。自20世纪30年代起，初具雏形的现代社区照料形式就已经发展起来——俄罗斯的精神科日间医院、美国和英国的门诊部，以及荷兰的流动诊所等。然而直到60年代，人们才真正开始致力于将社区服务作为精神病院的**替代物**，而不仅仅是作为精神病院的补充。

地区综合医院病房和日间医院

在地区综合医院内部或旁边建立小型病区代表着对精神病人的去歧视化，以及让病人走出精神病院。这些病区规模较小，常有40到100个床位。它们以急性、短期的病人为收治对象，并且通常能够依赖精神病院作为后盾。这是一种国际性现象，但具体做法则反映出各地习惯的不同。在美国，这些病区体现的是精神病学与综合医院保持密切联系的强大传统；在德国它们体现的是对躯体疾病进行心理治疗的学院心身传统；在英国是适应更快速出院要求的精神病院传统。意大利的改革坚持与精神病院彻底决裂，代之以非常小、住院期非常短的病区。

然而，我们也需要清醒地认识到，在经过扩张的新欧洲，一半以上的精神科住院病人仍在传统精神病院中接受照料，无法或很少获得真正的社区服务。美国的做法在州与州之间差异巨大，有的州高度基于社区服务，有的州则广泛依赖旧式精神病院，不一而足。将精神科置于综合医院中并控制在较小规模，这能防止收容院中的很多问题；但是这种做法自身也存在问题，例如空间狭窄、不够宽容等。在应对非常棘手的病人时，这些病区也可能会陷入困境；它们通常不能像大型病区那样提供范围更广的活动和治疗。然而，这些精神科是精神病人走出收容院、走进社区的第一步，也是至关重要的一步。

社区精神卫生团队（CMHT）和社区精神卫生中心（CMHC）

打破精神病院主导地位的方法是使服务机构更接近病人。服务机构要做到便利，并且不会令人感到畏惧，这样病人和家庭才会及早求助。面对这个挑战，"分区化精神病学"出现了。收容院原来收住规定地区内的所有病人（常常是一个县郡或一个城市）。分区化精神病学这种方法则将其划分为可管理的小片地区（4万至10万人口），以便提供容易获得、相当全面的照料。

法国和英国在这个发展过程中起到了引领作用。法国的"分区"源于社会学理论，强调危机干预。这种服务局限于重性精神病患者，并且只在部分地区施行。英国的做法更为全面，但它完全是实用性的，不谈什么理论。20世纪50年代，由于立法规定要向强制收容的病人提供门诊随访，并要求社会福利机构的参与，地区照料应运而生。这是因为，在这种情况下与远距离的精神病院合作是不可行的；与社会工作者和家庭医生保持联系只有在小社区内才现实。分区化方法意味着精神科医生、护士和社会工作者开始作为一个团队一起工作。

在英国，这一发展过程是通过"社区精神科护士"（CPN）来实现的。这些护士几乎只在医院之外工作，大部分时间都在家访重性精神病患者，以确保他们坚持用药，但也帮助解决日常的实际问题。1953年起步时，英国只有两个社区精神科护士，现在英国的社区精神科护士比精神科医生还要多。社区精神科护士和精神科医生的携手合作确立了多专业团队的传统，逐渐将社会工作者、临床心理学家和职业治疗师都吸纳了进来。

社区精神卫生团队评估的精神卫生问题范围十分广泛（从抑郁症到精神病），并在诊所、病人家里、日间医院对病人进行治疗，必要时也可让病人住院。这种团队成为整个欧洲和世界其他许多地方的标准。意大利的改革是对这种照料模式的最清晰概括，它强调非正式性、当地知识和灵活的获得途径。

大多数社区精神卫生团队大体上都很相似。在意大利和英国，同一团队通常既照看院内也照看院外的病人，但是在欧洲的大部分国家和美国，这些责任是分离的。在有些服务机构，社区精神卫生团队处理所有的精神卫生问题；另一些机构则将其服务范围限定在重性精神病上。最近的一个动向是用一些专业化团队（例如，处理危机的团队、为病人提供长期支持的团队或应对首发病人的团队）来替代社区精神卫生团队。虽然这些团队的工作重心不同，但是其做法（人员组成、评估、审查等）惊人地相似。

社区精神卫生团队不是提供地区服务的唯一模式。1963年，美国的肯尼迪总统（President Kennedy）签署了《社区精神卫生中心建设法案》，由此创建了社区精神卫生中心。社区精神卫生中心是雄心勃勃、相对大型的机构，其目标是降低病人照料被切割成小块的程度，并提供多种服务，包括日间照料、评估、治疗、援助弱势群体，以及面向精神卫生的预防和教育。但是这样的目标野心过大了，结果证明其在人员配备和运营上都不可能实行，于是社区精神卫生中心很快收缩，改以日间照料和诊所为工作重心。这种模式现在在荷兰和欧洲的某些地方运行良好。

日间医院

（与综合医院精神科协作的）日间医院的建立最初是作为精神病院照料的替代形式，但是情况很快发生了变化。随着社区精神卫生团队的发展，对日间医院的需求从来没有完全成为现实。很多对焦虑和抑郁的治疗本来计划是由日间医院实施的，结果却由新获得了技能的社区精神卫生工作团队完成了。对病情较重的精神病人的有效援助也降低了对日间医院的需求。另一方面，日间中心（提供社会照料而不是医疗照料）持续发展起来。这些日间中心减轻了很多精神病人的隔离感和孤独感，尤其是在千人一面的大城市里。

歧视和社会整合

人们普遍认为，向社区照料转移的头20年在全球取得了成功。不需要住在昂贵、阴沉的精神病院里的病人出了院，找到了更有益的生活。由社区精神卫生团队向他们提供的支持是有效的，也是简易的。然而，随着精神病院的关闭，残疾更重的病人出了院。病院已经关闭，足够的替

代服务却常常远未能跟上，尤其是缺乏病人能支付得起的
当地住房。很多病人因此变得无家可归（特别是在美国，
这种情况成为了一件全国性的丑闻）。这些病人生活在环
境肮脏的街头，不但令我们每个人都感到耻辱，而且他们
还常常成为低级犯罪和他人剥削利用的受害者。当然，情
况在各地有很大的不同。美国的一些州很快就形成了高度
发展、值得称赞的社会服务，在欧洲的许多地方也是如
此。然而，大城市（伦敦、罗马、纽约、洛杉矶）仍在挣
扎应对这一问题，而且总体上是失败的。

对公民自由的关切驱动了立法的改变，这就更激化了
这一问题，因为现在法律规定，除非当前就存在危险才会
送院治疗（例如在纽约和加利福尼亚）。即使有床位，功
能残疾严重的病人也会拒绝住院，而新法律不允许对他们
施行强制住院。很能说明问题的一点是，在街头和医院都
待过的病人宁可选择贫困和没有安全保障的街头生活，也
不愿住在相对舒适的病房。这不能够仅仅用病人缺乏自知
力来解释——我们大部分人都将个人自由和选择看得比舒
适更重要。然而，捡破烂的老妇、无家可归的流浪汉和显
然有精神问题的个体流落街头的景象向我们提出了一个广

义的道德问题，这个问题并不容易回答。

歧视

歧视被认为是精神疾病的主要负担之一，目前在世界范围内都有一些以减轻歧视为目的的项目。歧视表现为我们避开某些特定个体的愿望（"确立社交距离"），其最极端的形式是对这些人的驱逐流放。精神病人一直以来都受到歧视，就像过去很多其他疾病的病人也受到歧视一样。虽然比较极端的歧视表现，如给麻风病患者戴上铃或给病人烙上印，已消逝在古代历史中，但是歧视和忽略仍然阻碍着社会对精神病人的完全接纳。在工作和住房上，歧视是常见的现象。现在有迹象表明，对精神病人的歧视在年轻一代中比在年岁较大的人中程度要轻。这个发现显然令人鼓舞，但是它的原因却不甚明了。是因为当今的年轻一代更多地接触到精神疾病，由此加深了对其的理解吗？还是因为随着人年龄的增长，反而越发缺乏宽容了？希望答案是前者。

我们通常试图避开（即"歧视"）那些我们认为对自己构成风险的人。在过去这主要是害怕被传染（麻风病、结核等），但是对于精神疾病，人们害怕的则是病人可怕或危险的行为。精神疾病总是和更高的暴力风险联系在一起，这一点不可否认，否则就是一种误导。对大部分病人来说，这种风险是针对病人自己的（自杀和自伤），但重性精神病患者威胁或伤害他人的风险比没有精神疾病者仍然要高4倍。这样看来风险似乎很大，但实际上风险是很小的，因为人群中只有2%到3%的人患有这种重性精神病。就我们大多数人而言，真正的风险还不如说来自各方面都很健康的醉酒年轻人。然而，大部分国家都过分忧虑这一风险，而这种忧虑通常是由受到高度关注的精神病人杀人的极端案件引起的。在某些情况下这些案件还导致了新法的产生，新法常以受害者的名字命名（例如美国的肯德拉法）。在英国，对精神卫生服务机构的全面改革是由两起声名狼藉的杀人案引发的，其中一起的杀人者是一个被忽视的精神分裂症病人，另一起则是一个有严重人格障碍且吸毒后意识不清的男子。类似的改革在瑞典发生在外交大臣安娜·林德（Anna Lindh）被谋杀之后。

虽然这些个别事件对所有相关的人来说都是悲剧，但却并不能说明这类事件的数量在激增。举例来说，在英格兰，过去40年中精神病人杀人案的数量恒定保持在每年160起上下（而非精神病人杀人案则从1980年的300起出头增加到2000年的800多起）。大部分精神病人杀人案发生在家庭内部，或由并发有酒、药滥用的人格障碍患者犯下（不是大多数人认为的典型"精神病人"）。然而，公众中存在着恐惧，害怕遭到"过早从精神病院出院"的精神病患者的突发攻击，而这一恐惧强有力地控制了舆论。其实在英国，被超速的警车撞死的可能性要比被陌生的精神病人杀死的概率还要大。

社会共识和后现代社会

有人提出，担心风险和规避风险是后现代社会的核心特征。当共同的核心价值消退时，保护自身的生存和福祉成为压倒一切的关注。姑且不论这种观点是否令人信服，不可否认的是，西方社会变得越来越个人主义，社会共识越来越少，对风险的意识越来越强。20世纪四五十年代强调的是共享社会资产，例如公共教育和医疗保健等，现在它已经不同程度地让位于强调个人化照料的消费主义。这一点由大幅增加的区域性和国际性社会流动反映出来，而社会流动又反过来推动了这一趋势的发展。在我们作为成年人的活动中，家庭的核心地位已经受到削弱，而且家庭本身也不再如从前般稳固。

现代工业社会很少是"同质的"——社会被切割为大块的部分，在出身、宗教、价值观和种族上差异甚大。虽然这种现象有显著的益处，却可能给精神病学带来非常大的困难。只要不侵犯到他人的自由，不同的生活方式和行为就能作为个人选择被接受，并为人们所容忍。我们大多数人都高度珍视这些自由。然而，对不同生活方式选择的容忍度增加了，却可能意味着对精神疾病敏感度的下降。当人们几乎可以随心所欲地着装和行事时，想要分辨某人古怪的着装和行为并不是单纯的自我表现、而是疾病的一部分就变得更加困难了。躁狂病人过度活跃和脱抑制的行为就常常被误解为只是不负责任或喜欢自我表现。

酒和娱乐性药物的使用在西方社会的大量增多，令社会规范的不确定性这一问题更加复杂化。醉酒通常使得精神疾病恶化，并使其治疗更加困难。这也显著增加了识别精神疾病的难度——经常遇到这种不幸的情况，即在评估某个年轻学生时发现，他已经患病数月，但他的室友却将其症状归因为药物的使用，结果延迟了治疗。

歧视（对来自精神病人的风险的夸张认识），家庭破裂，高度的社会流动性和酒、药使用的大幅增长，这些因素结合在一起，使得对精神病人进行社区照料的难度比这个过程刚刚起步时要大得多。这一点从人数不多、但普遍出现的强制住院个案的增加，以及"再机构化"有所发展上反映出来。这种情况与对个人权利的尊重——与一代人之前可以想象的程度相比，这种对个人权利的尊重要复杂得多，而且深入人心——构成了一种平衡。对于社区照料，我们可能会继续反思，或许还会对机构/社区的轻重作出调整。不过，在未来若干年内，大规模回归长期住院机构的情况不太可能出现。在可预见的未来，不论采用何种形式，社区照料仍将会是主流。

第四章

精神分析和心理治疗

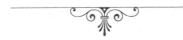

对不同的人来说，心理治疗的含义是不同的。字面上它的意思是"对心智的治疗"，但是也可以解读为"**用**心智来治疗"。我这里使用第二种理解（否则所有的精神病学活动都会是心理治疗，我们就无法继续了）。在本章中，心理治疗包括了对治疗师和病人之间**关系**的任何有意识的、体系化的利用，其目的在于帮助病人改变或更好地理解自己。心理治疗一般通过谈话来进行，因而现在有"谈话治疗"的说法，但是有的治疗不以言语为关键元素，有的治疗"对话"是内在进行的。

心理治疗与通常的善意有何区别?

心理治疗的很多特征是平常生活的特征。当我们的家人、朋友难过时，我们都试图通过给予支持鼓励和与他们谈心来帮助他们。许多收容院的医生都花时间与病人进行支持性谈话，旨在使病人恢复平静和理智。就目标而言，这些在广义上都是心理治疗性质的。然而，心理治疗的特殊性在于，病人和治疗师之间有一个明确的**协议**，几乎可以说是一份契约，即专门拨出时间来**集中**进行治疗。心理治疗还遵循已知和约定的方式，双方清楚地知道将会发生什么，要花多长时间。

英国国民保健制度将心理治疗称作"谈话治疗"或"心理学治疗"，以避免关于什么是"真正的"心理治疗的旧有派别争论。它有一个相当有用的等级体系：

类型A 包括了在任何治疗中都使用的简单的心理治疗性理解（例如开抗抑郁药的医生提供的咨询和支持）。

类型B 包含了致力于心理理解和情感支持的专门时段。它们使用一般的心理治疗原则，但不遵循严格的理论，也没有规定治疗的次数。举例来说，一个护士和一位抑郁症住院病人经常见面，并谈论病人的处境，这种情况就属于该类型。

类型C 是"严格意义上的心理治疗"。治疗师受过得到认可的心理治疗训练，并且病人和治疗师之间对心理治疗的特定过程存在明确的共识，也共同在向这个方向努力。

我不惜笔墨地将这个等级体系列在这里，是因为有些较早期的心理治疗更多地属于类型A和类型B，在"严格意义上的"类型C心理治疗中没有用到这些方法时，它们往往就会被忽略。

西格蒙德·弗洛伊德和精神分析的起源

讲到心理治疗，就不可能不提到西格蒙德·弗洛伊德。不论对他是爱是憎，都不可否认他是一个伟大的人物；他不仅从根本上改变了心理治疗，而且极大地影响了西方世界的思维方式。我们在第二章提到过他。当时的他不得不离开研究生涯，在维也纳通过私人执业谋生。他的病人大部分是"神经症"患者，并且大多数都是女性。他所见最多的问题不是"神经衰弱"（缺乏动力、轻度抑郁），就是找不到躯体原因的明显躯体症状（瘫痪、疼痛、癫痫发作等）。在见弗洛伊德之前，这些病人都经过了全面彻底的医学检查和治疗，但却丝毫不起作用。

弗洛伊德笔耕50多年，著书24卷，在这一过程中，他的观念发生了显著的变化，有时甚至自相矛盾。因此，下文的概括肯定是简化的、片面的，不过，读者可以找到很多详细的介绍书籍（例如本系列中安东尼·斯托尔[Anthony Storr]所著的《弗洛伊德与精神分析》）。

弗洛伊德的思想受到他身边科学模型的深刻影响。达尔文（Darwin）的《物种起源》为人类在自然界之中找到了明确的位置（并非是神的特殊造物），于是心智成为科学探索的合理对象。热力学定律（20世纪的物理学大部分都是由此产生的）主导了当时的科学思想。这些定律提出，能量永远不会消失——它只是转化了。19世纪的欧洲经济急速发展，工业受到火车、锻压机、船舶发动机等机械发明的推动，而这些发明都利用了"保藏的能量"。无论是水、蒸汽还是内燃机，都表明蓄积能量后再通过设限的出口释放出来，就会产生巨大的力量。弗洛伊德对人类心智的观点完全可以拿这种现象来作比喻——他认为我们最大的破坏性和创造性成就来源于无法自然释放的力量，不论它是被阻断的本能驱动，还是受潜抑的记忆。

无意识和自由联想

如果能量守恒定律适用于心智，那么新的想法和情感必然得出自某处。法国神经病学家夏尔科使用催眠术治疗癔症性障碍（如癫痫发作或缄默症）；弗洛伊德在参观了他的研究之后，注意到了"无意识的"力量的释放。弗洛伊德起初发现催眠和暗示对自己的很多病人都有疗效，但这一结果只是暂时性的。在病人处于催眠状态下时，他鼓励病人回忆发病前的一系列事件，并推论创伤性记忆是很多疾病的原因。

他由此得出的结论是，病人对他们大部分的"思维"都没有察觉——有些心理过程是**无意识**的。越是努力回忆，越是回忆不起来。对此弗洛伊德采用了"自由联想"法——即鼓励病人停止努力回忆，而是说出头脑里出现的任何内容。通过这些"随机的"言语，再加上对梦的详细叙述，被潜抑的思维以隐晦的方式泄露出来（我们几乎能够看到弗洛伊德在这里想象的是蒸汽驱动的活塞）。分析师用他自己的无意识"倾听"这些言语，发现模式，并由此将病人引向苦恼的源头。因而"弗洛伊德式口误"是某人无意中透露出了真实的想法。弗洛伊德一心追求不打断这种自由联想。他认为一位治疗师应该是"白屏"的，不会透露关于自己的任何信息，常常坐在病人身后，既不回答问题，也不给予安慰。但是，只要看过他咨询室的照片，想到伴随他一生的争议，就很难想象为什么弗洛伊德会认为自己是一个"白屏"治疗师。

19世纪资产阶级的维也纳是一个非常禁闭的社会。因此，弗洛伊德发现的很多无意识冲突都是关于性的，这一点并不令人惊讶。起初他认为自己的病人遭受了性虐待，但是他后来改变了想法，转而相信这些描述更多的是幻想和非直接的愿望满足。他接着提出了幼儿性欲理论——即甚至非常小的孩子对父母都有强烈的"性"情感。这理所当然地引起了骚动，并且至今在很多圈子里骚动仍未平息。弗洛伊德的用词可能不够得体，但是他的观点对于理解孩子在家庭内部引发的强大动力体系确实起到了帮助。俄狄浦斯情结是他最著名的构想。弗洛伊德提出，男孩在大约3岁的时候开始渴望自己的母亲，并将父亲看作是争夺母亲感情的竞争者（基于希腊神话中俄狄浦斯弑父娶母的故事）。弗洛伊德对他理论的表达令人难以接受，然而

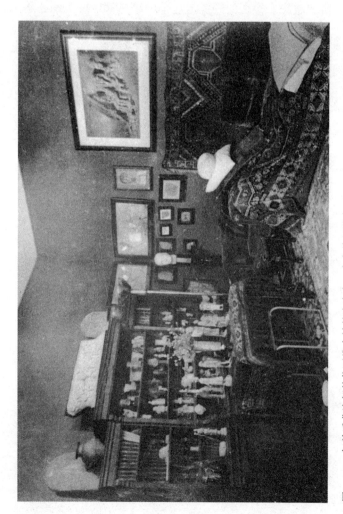

图8　1910年前后弗洛伊德位于维也纳的咨询室，内有他的著名长椅。房间内布满了弗洛伊德着迷于古埃及和神话学的证据

这确实是一种深刻的见解，可以帮助我们理解某些人为什么永远学不会分享重要的关系。在追求排他性的亲密关系的过程中，他们破坏了自己最想要的东西。这种视角使得弗洛伊德理解了很多病人的情况（甚至今天它仍然能够发挥这样的作用）。

自我、本我和超我

弗洛伊德起初认为，有意识的心智是完全理性的，它与比较原始的、缺乏逻辑的、无意识的心理过程形成了对比。这或许可以解释他在讨论中使用的一些夸张的术语。然而，他被一些病人残忍的、惩罚性的良心所震撼。像良心这样高尚的东西，怎么会驱使病人因内疚而自杀呢？他的解决办法是，将良心描述为不仅源自有意识的思维，而且源自父母和社会要求的残余，这种残余是强大且无意识的。他绘制的心智图从两个领域（无意识和意识）扩展为三个。他将原初的无意识称为"本我"（"它"），有意识的心智称为自我（"我"），良心称为超我（字面意思是"在我之上"）。这三个术语现在都十分常用。

防御机制

早期的精神分析是为了使病人能够发现受潜抑的冲突。起初，弗洛伊德及其越来越多的追随者认为这就足够了。然而，随着分析时间延长，以及分析变得愈加复杂，分析师遇到了"阻力"，即病人似乎利用各种心理防御机制来阻碍作出改变。弗洛伊德遇到的最麻烦的"阻力"之一是病人不断地爱上他（或至少将他当作父亲形象）。在某种层面上这是有助益的——如果病人喜欢你，他们更倾向于去做你要求的事情。然而，这些强烈的情感（他称之为"移情"，因为他认为这些情感是自病人过去生活中重要人物的身上**转移**过来的）使探索自由联想变得几乎不可能。开始的时候，弗洛伊德将移情完全看作是一个问题，但后来他开始在分析中利用移情。"对防御机制的分析"成为治疗不可缺少的部分。

在弗洛伊德的著作中确实有很多死胡同——对于一个著述如此之多的人来说，这一点并不奇怪。但是，他让我们认识到了无意识思维的力量，以及过去的经历如何持续影响人们的生活。或许更重要的是，他向我们表明，勇敢地尝试去面对和理解痛苦的源头（而不仅仅是提供支持和安慰）可以带来真正的解放和宽慰。他还向我们表明（无疑与他自己的愿望背道而驰），开诚布公建立起的思考型人际关系本身就可能是从严重精神疾病中康复的途径。

弗洛伊德是个悲观主义者（尤其是在经历了血腥的第一次世界大战之后），他从来不向病人允诺幸福。他写道，精神分析的目的是帮助病人"去工作和去爱"，仅此而已。但是，他的很多后继者的僵化和自大玷污了他的名声。他声称自己是个科学家的说法受到质疑；他的治疗方法——精神分析——因不能证明其有效性而遭到围攻。然而，他为精神病人照料中的理解和宽容做出的贡献不逊于任何一个人。他认真对待病人过去的执著态度，以及他对心理过程的形象比喻，不论对治疗师还是对病人都有着吸引力。这些都为人道的医患关系奠定了基础，在这一点上，他应该得到比现在更多的认可。

荣格

弗洛伊德的身边聚集了一批才华横溢的追随者，而在如此富于创造力的群体里，总是难免会有紧张、冲突和分裂。其中一些人将精神分析带向了各自不同的方向，他们个人的名气也是起落不定。在他们当中，或许以**卡尔—古斯塔夫·荣格**（1875—1961）的影响力最为持久。弗洛伊德自称是个"不信神的犹太人"，没有什么精神上的或超验的观念，荣格的理论则倾向于神秘主义。在这些理论的结构中包括了带有"原型"（所有人共有的象征性形象）的种族无意识。荣格还强调人格之中对立面的重要性，以及"影子自我"如何从那些我们未曾意识到的人格方面发展出来。荣格本人可能遭受过一次精神病性的崩溃，但他转而利用了这些强烈的非理性体验。与弗洛伊德不同，他相信治疗可以促成深层次的个人实现。他的方法受到治疗重病患者的专业人士的欢迎，对艺术圈子也颇具吸引力。不过，荣格称得上最经久不衰的贡献也许是他对**内向型**和**外向型**人格类型的阐述。这些阐述已经融入了日常的语言，每天都有无数的人在使用这些词汇，尽管他们甚至不知道荣格是谁。

精神动力治疗

精神分析最初与犹太治疗师密切相关，因而在20世纪30年代成为纳粹迫害的目标。其结果是大部分治疗师不得不离乡背井，其中大多移居到了美国、英国和南美。在所有这些地区，精神分析的工作和教学都开始对精神病学产生巨大影响——其影响远远大于在其发源地德语国家。

第二次世界大战对精神分析师产生了额外的需求。精神分析师不但将注意力转向受创伤的士兵，还令人惊讶地转向了对组织机构的理解（尤其是军队）。从这一趋势中诞生了集体分析和集体治疗。5至8个病人为一小组，一起接受治疗，互相支持，分享顿悟。集体治疗促成了治疗社区（见第三章）的形成；在治疗社区中，分析和心理顿悟被应用于运作一个单位（而不是用于个体治疗）。这种非正式的、社区性质的途径（工作人员和病人共同承担单位运作的很多任务）被称作"社会治疗"，它已成为现代精神病学实践、药物成瘾康复机构以及一些监狱的标准特征。

经典精神分析的过程十分漫长（每周会面3到5次，

常常要持续数年时间），这一点一直以来都受到强烈的批评。此外，它的费用也高得令人不敢问津。很多人相信较短期的治疗能够让心智更加专注，并改善治疗效果。如今，典型的"短期"治疗一般持续3到6个月，每周一次，一次一小时。人际关系治疗把重点放在人际关系上，认知分析治疗则将写信等特定的练习和布置家庭作业作为治疗的一部分。治疗师虽然仍保持着严格的专业界限，但同时也越来越活跃了。

这些治疗通常被称为"精神动力"治疗，因为它们认为过去和现在之间、意识和无意识过程之间的动力学相互作用是非常重要的。一个人的人生故事，他们的"叙述"，是理解和解决他们的问题的核心。所有这些都要求治疗师退后一步，不要给太多的直接建议，这样病人才能够在指导下找到自己的解决方法。这些治疗通常与其他精神科治疗（抗抑郁药、医院照料等）结合起来使用。

心理治疗中的非特异因素

大多数精神动力治疗师非常忠实于他们的模型，确信他们的治疗有特异性。遗憾的是，目前的证据并不支持他们的观点。不同于认知行为治疗，对精神动力治疗的研究非常之少；尽管如此，其现有的研究仍然令人很感兴趣。这些研究表明，严格按照所受培训进行治疗的有经验的治疗师，其治疗效果要比新手或不严谨地使用模型的治疗师要好得多。然而，究竟使用**哪种**治疗模型并不那么重要——它们差不多同样有效。这项研究主要证实了建立良好的治疗关系的重要意义。

　　一位治疗师是否优秀比任何不同的思想学派都要重要。成为一名优秀的治疗师必须具备以下必不可少的条件：**准确共情**（治疗师必须真正理解病人的状况，仅仅为病人感到难过是不够的）、**无条件尊重**（治疗师必须喜欢和尊重病人，如果对病人十分厌恶，是无法进行治疗的），以及**非占有性的温情**（治疗师必须能够表达温情，同时不使病人感到受了自己的恩惠）。这些能力在精神病学实践中特别有用。病人和治疗师之间的搭配也是至关重要的——我们并不是能和每个人都融洽相处。举例来说，治疗暴力犯罪者或性侵犯者就需要特别宽容的治疗师。

存在主义和经验主义心理治疗

有些心理治疗学派在经过发展之后使用精神动力治疗的技术，但并不接受其理论。存在主义心理治疗就是其中之一；正如其名字所示，它对人"应该是什么样的"不作假设，而是将重点放在帮助病人用自己选择的方式表达身份上。存在主义心理治疗与荣格的方法有些接近，并随着社会的僵化和划一程度日益降低而越来越流行。

弗洛伊德的病人通常知道家庭和社会对自己的期望，并且因为不能达到这些期望而痛苦。但在21世纪初，人们更倾向于体验到的是无目的和空虚，而不是无法实现期望的内疚。情感疏远和意识错乱现在已成为病人主要的症状，因此心理治疗正变得越来越结构化，以为病人提供界限和包容。

这些更加注重此时此地的治疗不知不觉地融入到了个人成长运动中。有时很难区分诸如格式塔治疗[1]或碰面小

1　格式塔心理学（Gestalt psychology）又称完形心理学，20世纪初由德国的苛勒（W. Kohler）和考夫卡（K. Koffka）等首创的一个心理学派，强调整体不是其组成部分的相加，而是有其本身的特性。

组是为了减轻痛苦进行的**治疗**，还是为了提升个人幸福和自我实现所作的**练习**。或许目标是什么并不像谁达到这个目标那样重要。不可否认地，抑郁和沮丧的精神科病人从这类改善精神面貌和自信心的活动中极大地受益了。在对自伤的年轻女性进行治疗时，直接针对自尊问题可能是最有效的干预之一。

精神动力治疗目前在精神病学中受到攻击。其遭受批评的原因是没有足够的研究能够证明它们确实行之有效。另外，它们要求治疗师自己也接受治疗，并在整个职业生涯中持续接受督导，这种做法损害了客观性，并且使得精神病学有点像一个"宗教秘社"，而不是一个专业。对短期动力治疗进行的一些研究显示，其疗效大体上是不错的。然而，尚需进行更加细致的研究，以识别哪些方面是有效的，哪些是多余的。这样的机遇甚至可能已经错过了。精神动力治疗的许多核心特征现在已经被吸收进常规照料中（前面提到过的类型A和B治疗），因此它们作为特异性治疗的贡献可能很难剥离出来加以评价。

精神分析遭到如此强烈的批评并不奇怪，因为它确实过度地推销了自己。从1940年到1970年，精神分析在美洲

（北美和南美）几乎将所有其他理念都逐出了精神卫生服务——以至于大部分人以为精神科医生**就是**精神分析师。由于精神分析对精神病患者起不了什么作用，因此这些人被忽略了，同样被忽略的还有基本的诊断和治疗技术。批评家们指责说，这一时期美洲的精神病学虽然受到尊崇，工作人员人数也越来越多，但却完全背弃了严重的精神病人，也完全背弃了科学。肯尼迪总统在60年代初曾经试图给这个专业重新定位，但却没有成功；这一重新定位直到药理学革命时才真正实现。一种更科学、更具自我批判力、建立在确凿研究数据基础上的精神病学出现了，它对精神分析进行了报复（也有人说，现在这种精神病学正在犯下许多同样的错误——第六章）。

新型心理治疗和咨询

在过去40年间，一系列迥然相异的新型心理治疗方法发展起来。这些治疗远不那么注重对病人过去的理解。治疗师通常更具指导性——他们给予病人指示和意见，而不仅是进一步鼓励病人思考。很多治疗包含了特定的练习和

"家庭作业"，并在每次会面时对此进行检查。这些治疗持续数月而不是数年。心理治疗师的做法和其他精神卫生专业人士更加相似，并且竭力避免笼罩着精神动力治疗师的神秘气氛。

以人为中心的（常称作罗杰斯氏）咨询就是这样一种治疗方法。心理咨询和心理治疗之间的界线是多变而又模糊的。在人们遇到个人危机的时候，我们常常向他们提供咨询，这些人我们通常并不认为是"病人"。咨询的目标比那些正规的治疗要低。它依赖于前文所述一个优秀治疗师应该具备的特质，并且为个人提供了一个探讨其忧虑的"安全空间"。在这里，治疗师**是**非指导性的。他们很少给出意见，也很少建议病人去做什么或去想什么；他们常常只是重复病人最后说的话，来鼓励病人继续思考。咨询这种技术受到许多精神卫生专业人士的高度赞扬，而且显然也得到病人的珍视。

家庭治疗、系统治疗和危机干预

家庭治疗在治疗患有精神疾病的儿童方面已经变得十分重要。家庭治疗师一般避免暗示是家庭导致了这一疾病（见第五章），但有时候家庭若不改变其反应方式，病人就不可能好转。例如，在神经性厌食中，父母可能对女儿的病非常担心，以至于不允许她有任何冒必要风险的自由，也因此她无法成熟起来。父母可能需要在治疗师的帮助下后退一步，并收敛他们的焦虑。有时在成年病人中也会发生相同的情况，这时家庭治疗常常帮助夫妻就相互之间的关系作出调整。家庭治疗通常依赖一种"系统"途径，它将重点放在整个家庭上，而不是个体成员。

"行为的家庭管理"以问题解决型的方式为精神分裂症病人的家庭提供帮助。病人如果生活在高度情绪化的家庭里（尤其是存在紧张和批评时），他们的病更容易复发。让家庭避免这种情况非常困难，所以治疗的目标是识别相互关系中的导火索，并找到替代方案（例如，走进另一个房间而不是反唇相讥）。实践已经表明，这种方法降低复发率的效果几乎与药物相当，不过它实施起来时间漫长，而且相当困难。

在这里我们把危机治疗和系统治疗摆在一起，这是因为它们处理的都是迫在眉睫的问题。在危机治疗或家庭治疗中，你不需要到处深挖——问题就在眼前。危机治疗是戏剧性的，持续时间常常非常短；它应对强烈的情绪，往往对情绪的起源关注有限。家庭治疗总体上得到了有力的证实，但对危机治疗人们仍然存有疑虑。例如，有些研究者提出，创伤发生之后向受创者了解事情的经过甚至可能使情况更糟。这可能是因为它干扰了忘记不愉快事件的健康过程。

行为治疗

行为治疗的原则与精神动力治疗截然不同。这些原则基于学习理论；学习理论不把"意识"作为考虑因素，它将变化解释为反射性学习。说到行为治疗，就不可能不提到B. F. 斯金纳（B. F. Skinner）；他证明了只要通过奖励想要的行为（"操作性条件作用"），或"惩罚"想要制止的行为，就可以训练老鼠完成相当复杂的行为。行为是每次一小步、一步一步地被"塑造"出来的。行为治疗的独特之处在于，它与受试者是否同意、甚至是否知情无关——这种学习完全是无意识的。

行为治疗有惊人的效果——想想你骑自行车有多容易，然而你也许从来就没有"有意识地"学过骑车。你只是试着去骑，每次开始出错的时候，你的身体就作出纠正，而现在你骑车的技术非常高超。行为治疗就是像这样发挥作用的。它对于有学习障碍的人和儿童特别有效。一个操作性条件作用的简单例子是为夜间遗尿（尿床）设置的铃－垫系统。床垫一旦被尿湿，铃声就响了，将病人叫醒。随着时间的推移，他（病人通常是男性）在膀胱充盈时就会开始醒来，因为这种膀胱充盈的感觉与铃声和被叫醒联系在了一起。尽管关于尿床有互相矛盾的观点（一种观点认为尿床是神经症问题的征象，另一种相反的观点则认为尿床主要是遗传决定的），这种成功的治疗方法仍然得到了广泛的使用。

行为疗法广泛用于对恐怖症和强迫症的治疗。治疗师将病人逐渐暴露于所恐惧的刺激（例如，对担心沾染细菌的人来说，一只脏手），同时限制其躲避行为，并监控其焦虑水平，以确保焦虑在可以忍受的范围之内。在实践中，行为治疗师仍然采集详细的病史，因为没有良好的治疗关系，病人就会退出治疗。

认知行为治疗

认知行为治疗可以看作是行为治疗的一种复杂延展，但也可以看作是精神动力治疗的一个改造版本。它介于这两种治疗之间。这种治疗方法是由美国精神科医生阿伦·贝克（Aaron Beck）研制出来的。这位受过精神分析训练的精神科医生发现，自己的一部分病人不能从精神分析中获益。这部分病人总体而言更加重视掌控自己的症状，而不是理解它们。他的探索——尤其是对抑郁症的探索——使他确信，让病人陷入困境的不仅是情感，还有无意识的、病理性的**思维**。他由此发展出一种治疗方法，使病人能够识别"自动的负性思维"（自我批评、自我挫败的看法和结论），并训练病人如何挑战和质疑这些思维。

他的方法强调"苏格拉底式的对话"。苏格拉底认为，传授真理所需要做的就是不断地提出合适的问题，人们自然会从中找到答案。每当病人表现出病态怀疑时（例如，"我今天工作出错了。我的前途全完了。"），治疗师会要求病人解释这个说法（"请给我解释一下，为什么没有希望了。"）。他将病人的这些想法和现实情况两相对照（"请给我解释一下，为什么虽然你犯了这些错误，但是仍然被提拔了？"）。认知行为治疗现在是精神病学实践和培训中一个必不可少的组成部分，并且是抑郁和焦虑治疗中的标准构成要素。它还被越来越多地应用到许多其他疾病，其中既包括表现出顽固性幻觉或妄想的精神分裂症，也包括带有明显心理因素的躯体病症。

自助

自助可能算不上是精神病学，但自助运动是从心理治疗传统中发展出来的。"嗜酒者互诫协会"、"体重守望者"、"抑郁症联盟"，这些组织都将已知的心理治疗知识付诸实践，但是它们并不止是这样。准确共情和无条件关注——还有谁会比亲身经历过的人在这两点上做得更好呢？普通人和有着相同问题的人相比，谁谴责病人的可能性更小呢？非占有性的温情——还有什么比共同的痛苦体验和真正的相互了解更能带来这种情感呢？自助团体是我们这个时代的民间运动，它们缓解痛苦和隔绝，并且减少歧视。对于常见病症，如焦虑和抑郁，相关的自助书籍和电脑程序越来越容易获得。对自助的影响作出判断还为时尚早，但是它无疑已得到了大众的支持。

在精神病学创立200年之后的今天，将心理治疗局限于短短的一个章节中似乎是件奇怪的事情。它真的能说是独立于精神病学的吗？又或者，精神病学真的能说是独立于心理治疗的吗？心理治疗已成为精神科技能的定义性特征——就像外科医生做手术、放射科医生读X光片、产科医生接生一样。150年前，收容院的医生会花时间与痛苦的病人交谈，带给病人理解和宽慰。到20世纪下半叶，这种个人关系已成为大多数人从事这一专业的原因。然而，随着我们步入21世纪，精神病学和心理治疗越来越被看作是平行的活动。精神病学正在发生根本性的变化吗？时间将证明它们是会再次结合，还是会继续追寻日益独立的道路。在以下几章中，我们将会谈到驱动这些变化的一些力量。

第五章

内外夹击下的精神病学

自诞生以来，关于精神病学的争议就从未间断——从来就没有过一个较长的"黄金时代"，风平浪静，人人意见一致。或许你就是在经历了一场关于精神科医生一些做法对与错的激烈争论后，才买下这本书的。因为精神病学是针对心智的，也因为精神科医生可能违背我们的意愿行事，所以精神病学总是会激起一定程度的怀疑和恐惧。这一点无法仅仅归咎于人们的无知，无法用"如果人们知道更多的话，就不会有这些顾虑了"这样的说法轻轻带过。关于精神病学，确实存在很多真正的问题——既关于它的合理性，关于它"只是另一门医学专业"的地位，也关于它的实践。现代医学的力量总会带来伦理上的挑战和争议，精神病学也不例外。这些我们会在第六章进一步讨论。本章讨论的重点将是精神病学**固有的**、源于自身性质的矛盾和对立，而不是关于实践的问题。

心智–躯体二元论

法国哲学家笛卡儿（René Descartes，1596—1650）常因西方思想里心智和躯体的区分（常称作"笛卡儿氏二元论"）而遭受指责。他的"我思故我在"生动好记；这个说法表达了他对认识物质世界是否存在确定性的怀疑。令人难以理解的是，尽管同时代的大部分经验主义哲学家都和他一样，纠结于心智和躯体的问题，为什么人们单单把他挑出来，承担关于这个问题的所有"指责"。关于心智的问题并不是他**发明**的；他只是将其中一些论题阐述得更为清楚明白，而且这些论题在350年后的今天仍然没有从根本上得到解决。心智是什么？它与物质世界是如何互动的？这些仍是谜团。我们中的大多数人**确实**认为心智和物质世界之间具有差异，并且承认二者之间**确实**存在互动。在我们的生活中，我们必须相信自己能够直接影响物质世界（例如，我决定伸出手臂、我期望打开电脑）。我们也需要相信自己能够了解他人的心智（例如，我肯定你

会去图书馆，或者我肯定你会把论文交上来）。没有这些
信念，我们实际上就会瘫痪。

在精神病学中，心智-躯体问题是不可回避的。心智
和大脑的关系是**至关重要的**大问题。如果精神病学仅仅是
关于"大脑疾病"的话，问题就简单了，就像肾脏病学是
关于肾脏疾病的，心脏病学是关于心脏疾病的。然而，精
神病学却是关于"精神"疾病的。我们知道有很多精神疾
病涉及大脑病症（例如，在抑郁症和精神分裂症中，会出
现细胞间化学递质的紊乱），但并非所有的大脑疾病都是
精神疾病，这些疾病也并非都是精神科医生的职责所在。
多发性硬化和帕金森病毋庸置疑都是大脑疾病，但治疗它
们的是神经内科医生，而不是精神科医生。这些神经病症
常常**引发**精神疾病问题，正如许多躯体病症能够引发精神
疾病问题一样。很多精神障碍包括躯体症状（例如疲劳和
疼痛），正如躯体病症包括精神疾病症状（例如抑郁、焦
虑、甚至幻觉）一样。

精神障碍指的是主要紊乱出现在思维、情感和行为的
疾病（第一章）。躯体疾病并非只有躯体病因和疗法，精
神疾病也并非只有精神病因和疗法。疾病可以有躯体病

因，甚至可以有躯体疗法（例如，完全由帕金森病导致的抑郁症可通过抗抑郁药有效治疗），但仍可算作是"精神疾病"。其划分在于，何种紊乱是**主要的**，以及需要何种**技能**来帮助病人。"精神病症是大脑病症"常被一些精神科医生和病人群体挂在嘴边。它的目的是强调精神和躯体疾病的相似性，尽力减轻歧视和指责。其目标令人钦佩，但说法却过于简单化。精神病学不得不在两个主要战场上与意义的含糊不清作斗争。

先天和后天：精神疾病是家庭造成的吗？

一个人是高是矮，是否擅长运动，大多数人都相信这取决于基因（天生的生物学潜能）和成长环境（饮食、锻炼，甚至所上的学校）的共同作用。在此问题上并不存在争议。然而，一提到心理，争论就冒出来了。智商是遗传的吗，还是只要机会同等，每个人的智商就会同等？人格或犯罪行为是与生俱来的吗，还是可以后天改变？我们通过健康的生活能否避免抑郁症？没有什么问题比我们对人类行为在多大程度上可以改变的看法更两极分化了。这些争论不完全是和风细雨的学术讨论，它们还会火上浇油，激化反映了根本不同的世界观的政治和社会信念（并反过来又为这些信念所激化）。

精神病学起初完全是站在"先天"这一边的——即认为精神疾病在家族中代代相传，是遗传上的缺陷。精神病学当时的任务是改善病况，尽可能使得生活容易一些，并希望能够达成迅速的康复。弗洛伊德及其追随者开始改变这一切，将天平倾向"后天"。精神分析牢固地基于这样一个信念：早年生活的经历，以及对这些经历的记忆，是很多疾病的**起因**。更令人信服的是，弗洛伊德向我们表明，解决这些记忆问题能够**治愈**一些精神疾病。因此，一个病人的个人史（即他们的"叙述"）不仅可作为理解其疾病的背景，还可能是其疾病的源头。

20世纪40年代至70年代，精神分析主导了精神病学的理念和培训。精神分析对美洲的吸引力应该不足为奇。毕竟，这些社会是由那些逃离欧洲的人建立起来的，他们逃离了欧洲悲观的宿命论，逃离了其不可撼动的社会等级及世袭的君主制和贵族制。这些迁往西方的人们拒绝接受这种状况，抓住了为每个人打造自己未来的机遇。因此理所当然地，他们会支持这一将个人的成长潜力奉为神圣的心理学派，因为它倡导个人能够克服早期的限制，塑造自己的命运。此后，通过两次世界大战中获得的对战斗创伤的观察资料，后天和人生经历所起的作用进一步得到了证明（第三章）。而对纳粹德国人种改良和种族主义政策的揭露（其中包括对"遗传上低下的"精神科病人的清洗），最终奠定了后天论在道德上无懈可击的地位。

强调后天作用的吸引力之一是，它为治愈提供了更大的可能性。如果精神疾病从根本上说是由人际关系**引起**的，那么，通过人际关系（即心理治疗）它们便应该能够得到治愈。然而，这一理念有其不利的一面，即可能对责任进行归咎——尤其是归咎于父母。当弗洛伊德开始怀疑病人报告的受到父母性虐待的情况（起初他认为这是自己的病人所患神经症的病因）可能是幻想的时候，他本人很快就意识到了这些风险。伟大的德国精神病理学家和哲学家雅斯贝斯指出，尽管理解症状的个人相关性在精神病学中至关重要，但它并不等同于理解**引起**疾病的原因。然而，在公众对此问题的争论中，这一精细的区分并没有得到广泛的体现。

精神分裂症的起源

争论最为激烈的问题是精神分裂症的起源。一直以来，人们都认为精神分裂症会在家族中代代遗传，而且也观察到这些家族看起来会显得"古怪"（怪僻或退缩），常常还会伴随紧张或过度干涉的家庭关系。由于精神分裂症是一种表现在思维和与人相处方面的病症，因此很明显地，它和早期的教养之间可能存在着联系。毕竟，家庭生活是通过思考和相处来进行的，而其目的则是为了使成长中的孩子能够掌握这些方面的技能。随着精神分析理念应用于精神分裂症（这是弗洛伊德本人明确避免的），很多理论被提了出来，其中一些产生了巨大影响，并成为了精神病学语汇的一部分。

"精神分裂症源性母亲"

这些理论中最臭名昭著——而且也许是最具破坏力——的，是关于冷漠、敌对但控制欲强的家长的理论——即"精神分裂症源性母亲"（字面意思是"导致精神分裂症的母亲"）。这个说法由分析师弗里达·弗洛姆-赖希曼（Frieda Fromm-Reichmann）提出，她曾与哈里·斯塔克·沙利文（Harry Stack Sullivan）一道，对美国的住院精神分裂症病人进行了长期的高强度精神分析。她最著名的病人乔安娜·格林伯格（Joanna Greenberg）后来在自己的畅销自传体小说《我从未向你承诺过玫瑰园》中叙述了这一治病经历。

弗洛姆-赖希曼描述了一个强势但又冷漠和拒绝与人亲近的母亲形象，她将病人紧紧捆绑在自己身边，阻止病人健康的独立能力和自我意识的成长。精神分裂症于是被理解为一种"自我发展"障碍，其结果是个人边界的薄弱（所以才有了幻觉当中内部和外部体验的错乱）。如果用现在的标准来衡量的话，弗洛姆-赖希曼的结论简直是荒谬的。她的结论完全基于对病人陈述的分析，从未亲自见过或访谈过病人的母亲。有传言说，她的想法仅仅来源于对11位病人的分析。尽管在专业领域内这一结论早早就遭到了摒弃，但仍有人确信家庭能够"导致"精神分裂症。这使得很多父母无休止地责怪自己，在有些情况下他们还受到了精神卫生工作者的白眼和排斥。

"矛盾性支配"

人类学家格雷戈里·贝特森（Gregory Bateson）提

出，与一个孩子进行逻辑错误、自相矛盾的持续交流，会对这个孩子正常自我意识的形成和与外部世界关系的建立造成妨碍。贝特森深受罗素（Bertrand Russell）和怀特海（A. N. Whitehead）的数学著作的影响。这两人提出的其中一个理论是，规定某一数列的那个数字本身不能是该数列的一员——因为这个规定数字属于"逻辑上不同的序阶"。贝特森宣称，交流中也存在类似逻辑上不同的层次；在我们（常常是以曲折隐晦的方式）互相传递信息的过程中，信息的一部分指明了它的主要部分应该如何理解。他将这些曲折隐晦的信息叫做"元交流"（即关于交流的交流）。典型的元交流是感情上的、非语言的，并且成为了对家庭的自动假设（例如，"母亲只能够爱孩子，对孩子永远只有正面的感想"）。

贝特森将非语言信息和语言信息互相抵触的情况称为矛盾性支配：例如，一个明显愤怒的母亲说，她对孩子打碎杯子一点都不介意，并伸出双臂要拥抱孩子。矛盾性支配需要三个组成部分：简单明确的信息、构成矛盾的元交流，以及对承认矛盾的绝对禁止。这三个部分都是必需的，但其中最具病态的恐怕是家庭文化对矛盾的拒绝承认。毕竟，所有家庭都会发出矛盾和令人困惑的信息。
"矛盾性支配"这个术语现在用来宽泛地表示任何矛盾的
交流，但是贝特森的理论要精确得多。

这些理论最后都被细致的科学研究确凿无疑地驳倒
了。其中一种方法是让独立的研究者分别认真听取有和没
有精神分裂症病人的家庭的对话录音，评定矛盾性支配的
发生率，或对这些家庭进行访谈，然后评定其冷漠、敌
对、过度干涉等的等级。这些研究的结论是没有发现可靠
的差异。而对收养的研究则给了这些理论致命的一击。对
从一出生就被健康家庭收养的儿童进行的缜密研究发现，
他们长大之后精神分裂症的发生率与由患精神分裂症的母
亲抚养长大并无二致。与此类似，对刚出生就被不同家庭
收养的双胞胎所作的研究表明，同卵和异卵双胞胎之间精
神分裂症发病率的差异同他们在亲生父母家庭长大的发病
率差异也相同。当然，这些风险都不是百分之百的，抚育
和环境显然仍发挥着很大的影响。

虽然家庭影响是精神分裂症的**病因**这一理论已被肯定
地推翻了，但它仍涉及疾病的**病程**。生活在情绪高度激化
的家庭中的精神分裂症病人更常发病。当然，这有可能

是因为病情较重病人的家庭承受着更大的压力（见第四章）。然而，训练家庭减弱反应的情感强度的确能够降低发病率，因此高强度表达的情感大概确实起到了一定的影响。

社会和同辈群体的压力

虽然家庭影响受到质疑，但是更广泛的社会影响却在过去半个世纪内越来越得到重视。例如，紧跟着女性以瘦为美的文化观念，进食障碍（神经性厌食和贪食）的增长趋势从西方社会蔓延开来。自伤的盛行（尤其是年轻女性的服药过量和自我割伤）显然受到群体规范和期望的影响。区域性的爆发常常可以与电视肥皂剧中的自杀情节等特定事件联系起来。

在不同的文化群体中，饮酒和使用药物的差别极大（不论在国与国之间、还是在一国之内都是如此），而群体期望对这些行为的影响力是不可否认的。这些都是至关重要的公共卫生问题，至于这些行为是否可称为"精神疾病"，则会在第六章再次予以讨论。

进化心理学

先天—后天之争本来已渐渐退去，最近却又因进化心理学的兴起而重新活跃起来。随着对达尔文进化论（适者生存）更为深刻的理解，产生了一些认为某些精神障碍可能具有进化价值的理论。若从过度简单化的观点出发，预测结果将是所有带遗传成分的精神疾病都会降低生存几率，因而会逐渐灭绝。然而，依据"广义适合度"，评价一个特征的进化价值并不仅仅基于它是否有助于该**个体**的生存，而是基于它是否更有助于该个体**后代**的生存。理查德·道金斯（Richard Dawkins）在他1976年的著作《自私的基因》中，对当个体为了他人牺牲自己时，群体支持和利他主义的进化优势给出了令人信服的解释。

在此之后，针对各种行为差异和精神疾病的进化优势，有一系列猜测性的假说被提了出来。这些假说中有很多借鉴了行为游戏理论（即，要理解任何行为的益处，只能通过群体中其他成员的行为）。因此，抑郁症或许可以视作是对在等级群体里"被打败"的安全反应，因为它使得个人在恢复过程中退出冲突。躁狂症则正相反，它表现为异常欣快和性活动的增加，这被认为是在等级争斗中获胜的反应，目的在于促成该个体基因的传播。当灵长类动物在主导其生活的尊卑等级中移上落下时，可以明显地见到其类似抑郁和轻躁狂的行为变化。

　　针对精神分裂症个体表现出的习惯性隔离和对社会接触的有限需求，提出了一个相当具有想象力的假说：即，这是对食源缺乏的偏远栖息地的一种适应（同时也是对传染和流行病风险的一种防护）。进化心理学对精神病学理念无疑将会发生越来越大的影响——因为许多的精神病症与传统的"医学模式"并不契合。而且可以看到，进化心理学已经帮助建立起了在讨论中不再非此即彼的方式。然而，这是一个具有高度争议性的领域——这倒不是主要因为精神病症，而是因为它同社会行为、特别是特定性别行为的关系。在这一点上，进化心理学常被看作是合理化以男性为主导的剥削性世界观的一个借口。好在这场论战是别人的。

家庭成员为何自责？

如果这么多家庭理论都已经被推翻了，那为什么还要在这个问题上花费这么多时间呢？尽管证据指向相反的方向，有关精神疾病的家庭理论仍然对我们有着强大的影响力。并且不只精神分裂症的情形如此，抑郁症、神经性厌食症、人格障碍、药物滥用和酗酒等等亦都如此。不管孩子发生了什么，父母似乎都会没完没了地怪到自己头上（或许孩子也会这样责怪父母）。这或许是因为我们需要这样相信。就像我们需要相信自由意志和自己对外部世界的影响一样，家庭成员需要相信他们之间能够相互影响。如果不是这样，那何必费事建立家庭呢？进化心理学家会说，父母需要相信这一点，这样他们才会把经年的时间投入到抚养孩子上。生物学程序设定了我们必须照顾孩子，因此我们需要某个信念体系来支撑它（正如他们会说，生物学程序设定了我们必须交配，因此我们需要相信爱情来支撑它）。这样的信念被认为是维系我们关注生物学使命的一种机制。

当然，这就有了不好的一面，即内疚和责怪。如果我们相信自己具有影响力，那么一旦情况未能顺利如愿，我们就会感到自己失败了。这是不可避免的。即使是在情绪表达治疗中，尽管治疗师会一再强调责任不在任何人身上，治疗的目标也纯粹是为了找到更有效的应付策略，家庭成员仍然会感到受责怪。"如果我们不是干涉太多的话，他不会发作那么多次。""别的家庭肯定做得更好，要不然治疗师怎么会知道该提供什么样的建议呢?"对一些家庭来说，虽然内疚伴随而来，但感到有责任会让心里更好受一些。因为这暗示着一个合乎逻辑的推论，即他们一定能够做些**什么**来影响结果。在重视认命的文化里，自责的可能性便较小（强烈的情绪表达在印度就比在欧洲要少）。

反精神病学运动

关于心智和大脑、先天和后天的争论一直以来都是精神病学的组成部分，而且很可能会持续下去。这些争论支撑了对精神病学最为持久和著名的"外部"攻击。这就是后来所称的20世纪60和70年代的"反精神病学运动"。

60年代初的精神病院丑闻和埃尔温·戈夫曼《收容院》的发表为这场破坏力极大的袭击奠定了基础。这不是针对精神病学某些实践或体系内某些失误的批评，而是对精神病学本身地位正当性的攻击。

反精神病学运动想要传达的信息是，精神病学需要的不是改善，而是应该整个废弃。往好里说，精神病学不但唬己，而且唬人，往坏里说，它就是披着仁医羊皮的狼，是用于压迫的极恶工具。三位颇具个人魅力的作家涌现为这场运动的化身。其中两位是执业的精神科医生。在学生骚乱正势成燎原的20世纪60年代晚期和70年代，他们的著作成为了大学校园里的《圣经》，并在1968年的巴黎学生革命及其国际影响中发挥了巨大的作用。

托马斯·萨斯是个移居美国的匈牙利人，他因1961年出版的著作《精神疾病的神话》而声名鹊起。在这本书中，他提出"精神疾病"是为了剥夺离经叛道个体的合法权利而虚构出来的。他强烈反对非自愿治疗，主张将精神病学和政府分离，要求废除以精神失常为由的辩护。他认为，被判定患有精神疾病的个体应该受到平等的对待，也应该为他们自己的行为负责（也就是说，精神病患者应该有权拒绝治疗，而如果他们违犯了法律，同样应该被送进监狱，即使他们病状明显也一样）。他常常将癔症作为自己的精神疾病模型（这或许反映了他在纽约做精神分析师的经历），这局限了他论点的说服力。有人提出，他的极端自由意志论立场和对强制手段的反对都源于他在苏联占领下的个人经历。基督科学教经常引述他的论点，作为他们反对由政府掌控和强制性的精神病学的依据。

米歇尔·福柯是法国哲学家，他认为精神疾病的概念是后启蒙时代出现的一例异常。他反对将身份分类，认为**疯狂**的存在不等于**疯人**身份的存在。他的著作《疯狂和文明》直接对精神病学实践的基础发起了挑战，把它描绘成阻抑的、控制的（而不是治疗的、解放的）。他的著作对欧洲大陆产生了巨大影响（于巴萨格利亚在意大利进行的改革中表现得最为明显）。然而，他的文笔晦涩难懂，他的著作也是被人引用的多，阅读的少。

反精神病学运动家中思想最易懂、影响最广泛的是R. D. 兰恩。这位格拉斯哥的精神分析师凭借卓绝的头脑和明快的散文式文风，写出了一系列的畅销书，颠覆了整个精神病学界。他见解独创、言行冲动，整个职业生涯里观

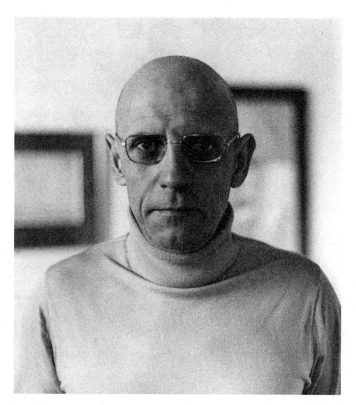

图9 米歇尔·福柯（1926—1984）：法国哲学家，他批评精神病学作为一种
　　阻抑性社会力量将权力滥用合法化

点都一直在不断变化，而且和弗洛伊德一样，他不觉得自
己有必要承认这些根本性的变化，甚或是解释它们。他的
第一本、也是最具影响力的著作是《分裂的自我：对健全

与疯狂的生存论研究》（1960）。他将自己的立场称为"存在主义现象学"（还是不要深究的好！），提出精神分裂症病人的妄想性思维只不过是对世界的一种不同的理解。他认为这样的思维我们理解起来会有难度，但从本质上来说，它是创造性的，并且如果有足够的想象力和道德勇气，它是可以被理解的。然而，这些不同的世界观威胁到了我们的安全，因此我们试图以强加诊断的方式拒绝接受它们，将它们"病态化"。

这本著作中充满了对兰恩治疗过的病人生动鲜活的描述，对他们所处困境的诠释触动人心、天马行空。《分裂的自我》一书给人留下的关于精神病的印象是，这是一个饱受折磨仍英勇顽强的个体在传达自己清晰、真实的体验，却遭到社会怯懦和卑鄙的拒绝。虽然兰恩并不否认精神疾病患者的痛苦，但他对疯狂本质上抱着罗曼蒂克的看法，因此在攻击精神病学的同时，又（自相矛盾地）为精神病学吸引到了新的生力军。和萨斯一样，兰恩从未自称是个反精神病学运动家（这一称谓是1967年由他的同事戴维·库珀[David Cooper]创造的），他一直都在执业，虽然方式离经叛道。

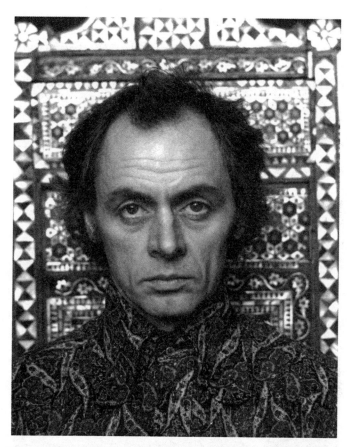

图10　R. D. 兰恩（1927—1989）：20世纪60和70年代反精神病学运动家中
　　　最具影响力和最有代表性的人物

　　兰恩在他的第二个"阶段"提出，家庭拒绝接受孩子
逐渐形成的身份促成了精神分裂症的发生。他与阿龙·埃

斯特森（Aaron Esterson）合著的《健全、疯狂和家庭：精神分裂症患者的家庭》将精神分裂症看作是对阻抑和拒绝的教养方式的反应。由此书获得灵感拍摄的电影《家庭生活》（1971）在全世界都引起了反响。兰恩的第三个阶段出自他大量服用致幻药物LSD的亲身体验（这在当时是很普遍的）。1967年出版的《经验政治与天堂鸟》一书视精神病为一次迷幻的发现之旅，在这一旅程中，知觉和意

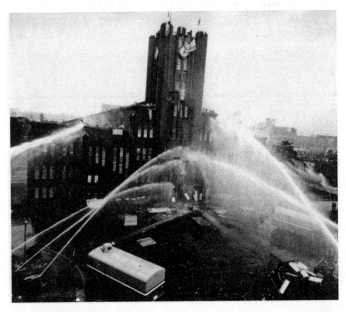

图11　东京一精神病学系的废墟——学生们在听了1969年R. D. 兰恩的讲座之后跑去烧毁了它

识的边界扩张了。

兰恩担当起这样一个具有影响力的角色听上去似乎令人难以相信。他在职业生涯之初是个军队精神科医生。他的个人生活风波不断，结过数次婚，有很多孩子。他的讲座精彩起来会启发灵感，糟糕起来的话坦白说是痴言胡语、不知所云。他激发人们反体制情绪的能力是如此强大，以至于1969年他在东京对一群学生作了演讲之后，这些学生跑去烧毁了精神病学系！他一生直至62岁去世时都是个激进分子，而他的离世方式也令所有认识他的人都感到惊讶：他突然倒下时正在法国的度假胜地蓝色海岸从事着小资得不能再小资的活动——打网球。

21世纪的反精神病学活动

精神病学生来固有的矛盾在20世纪60和70年代引发了那场反精神病学运动，而这些矛盾至今没有消除。心智和大脑、自由和强制、与他人不同的权利（或许甚至可以说与他人不同是一种**义务**）、先天和后天，这些仍然是活生生的问题。很多（尽管绝不是所有）由从前的患者组成的团体都成为了激进的反精神病学人士，他们常称自己为"幸存者"，而不是患者、求治者或服务的使用者。在德国和荷兰，国家出钱为那些"逃离"了常规精神卫生服务的个人提供宿舍和临时住处。最高调的反精神病学团体也许要算是基督科学教了。尽管它反对的重点在于一些存有争议的治疗手段，例如脑外科手术和电休克治疗（第六章），但它对整个精神病学也是持批评态度的。该组织提出，我们应该避免用人工和技术的方法缓解人类的病痛，而应该寻求其他的、个人的途径。

不过，总体上来说，联合起来把矛头指向精神病学这整个学科的反对声浪现在是小多了。出现这种情况的原因，或许部分要归结于对快速扩张的"生物学"解释的过度信心，以及认为遗传学和基因组学的进展很快将会使整个问题学术化的过分乐观。然而，尽管对精神病学这一概念的反对少了，对其实践的方方面面，反对之声仍然此起彼伏。我们接下来即会在第六章讨论这些问题。

第六章

肆意滥用

精神病学实践中的争议

精神病学实践的性质本身决定了其易遭误用和滥用的可能。它包含着一种高度不对等的权力关系，在这种关系中，病人非常依赖和脆弱，他们的观点和申诉很容易被看作是"疾病的一部分"而置之不理。诊断过程的主观性也是一大原因，这一过程依赖于精神科医生在没有可见疾病标识的情况下，对病人的动机和精神状态作出评估。精神病学的历史同样不能给予人们多少信心。可耻的政治滥用、不经的理论学说，以及在我们看来既危险又野蛮的治疗手段在它的历史上都层出不穷。现代精神病学广受监督（机构的大墙已经不再能够阻挡视线），再加上信息通达的公众，以及它犯了错误愿意承认的态度，这些或许是针对此类滥用最好的防卫。令人欣慰的是，精神病学也已完全投入到了世界范围内科学的、循证的医学运动——事实和数据优先于权威和观念得到考虑。因此，尽管本章的重点在于精神病学可能会犯什么错误，但不要忘记，更多的时候它是对的，而且其进步是巨大的。

在公众的想象里，精神病学滥用的最大风险来自于它无边的权力。邪恶精神科医生的形象在电影中频频出现：他们为达到自己的目的操纵受害者的心智，并以把精神痛苦者和易受暗示者握在手心为乐。《沉默的羔羊》中的汉尼拔·莱克特就是这样一个人——他非常善于洞察受害者的思想，并运用这种力量引他们入套、利用他们。在另外一些电影里，精神科医生生出了用自己的力量统治世界的夸大妄想。

在较小的程度上确实有这样的一些例子——精神科医生因为确信自己绝不会有差错而造成了灾难性的破坏。一个极端的例子是为确认性别认同是由社会决定的而进行改变性别认同的实验；其他的例子还有：在一时的疯狂之下，毁伤了数百人的牙齿和肠道，只为了消除其中被认为是精神疾病病因的感染源；在20世纪40和50年代大规模地施行脑白质切断术。然而，大部分精神病学的过分做法却恰恰是出于相反的缘由，它来自精神科医生因无能感和挫败感而转向寻求更为极端的干预手段，以帮助受疾病折磨的病人。

这样的态势正在发生变化。职业领域不再如此权大势强、不受控制。对权威的服从和推崇正在遭受全球攻击。精神病学实践中当前的风险或许较少地来自职业上的隔绝和自大，更多地来自社会责任。监督精神科医生可能只是任务的一半——我们需要对其他强势的游戏参与者（跨国医药公司、政府、压力群体）保持警惕。这是一个不断发散和变化的课题，所以下文只是略作启发。

旧罪

和所有医学一样，精神病学的历史上有过一些现在看起来危险甚至野蛮的治疗手段。在对其严厉谴责之前，不妨先设想一下生活在这样一个时期：夭折和暴毙是一种持续的威胁，极度的疼痛不得不被忍受，并且常常数周、数月不见尽头。可以确定的事情屈指可数，有效的疗法更是凤毛麟角。两个世纪以前医生愿意做的，以及病人准备忍受的，必须以非常不同的标准来判断。此外，尽管我们有把前工业社会罗曼蒂克化的倾向，但民间对待精神失常者也远远不是田园牧歌式的。残疾的个体常常得到收容，偶尔还得享尊崇，但是严重的精神疾病患者常常被社会摒弃（这可能意味着死亡），或被当作女巫之类而受到迫害。

早期精神科医生在当时使用的标准医疗方法包括：放血、导泻和拔罐（将热杯附到背部来"吸出"毒素）。后来出现的较早的收容院摒弃了这些方法，转而强调道德治疗（第二章）；不过，为了迫使"狂暴地"激越的病人平静下来，各种极端的手段也多有试用。这些手段包括冷浴（直到进入20世纪后仍能见到）和一系列为了让病人精疲力竭而发明的装置，例如臭名昭著的"旋转椅"。然而，收容院时代的主要罪恶是忽视——限制人身而不给予关注，损辱尊严的条件而不是主动的虐待。

长期波动的疾病尤其容易招来牵强的理论和疗法。这是走投无路和纯粹巧合（某一疾病可能正巧在使用某种毫不相干的治疗方法时康复了）一同作用的结果。在19世纪晚期，曾经掀起一阵风潮，即移除精神病人原本健康的器

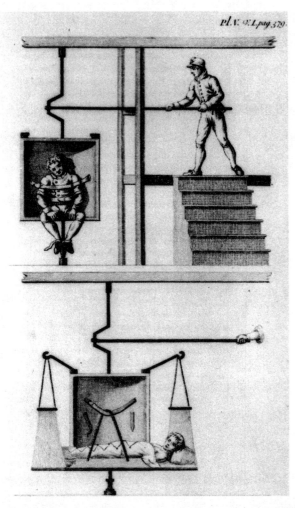

图12　旋转椅：旨在耗尽其体力来使过分激动的病人"恢复平静"的众多
　　　发明装置之一

图13　锁在贝德兰姆疯人院的威廉·诺里斯（William Norris），1814年

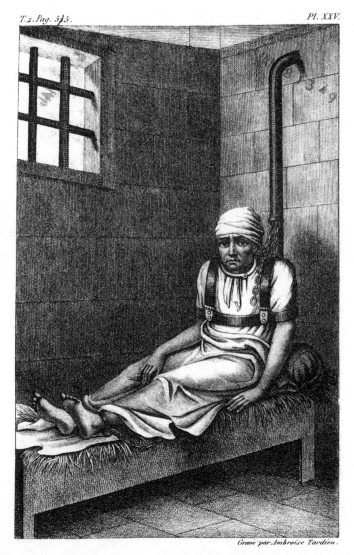

图13　锁在贝德兰姆疯人院的威廉·诺里斯（William Norris），1814年

官，因为人们认为它们是"脓毒症"（低度感染）的发病部位。成千上万健康的牙齿和扁桃体被拔除或摘除了，甚至发展到切除大段大段的肠道。在新泽西的特伦顿州立医院，亨利·科顿医生（Henry Cotton）一直倡导这种做法，直到他本人在1933年过世（这其中包括了将他自己两个儿子的牙齿全部拔光，甚至还对其中一个儿子做了腹部手术）。这些治疗手段在当时就存有争议，但仍然得到了一些素有名望的精神病学界人物的支持。

霍桑效应

令问题复杂化的一个因素是，即使治疗本身是无效的，围绕治疗方法而引发的争论和关注却能带来真正的变化。这一点在胰岛素昏迷治疗中得到了显现。长期以来，精神科一直在使用胰岛素刺激病人食欲及平静激越的病人（否则这些病人可能真会饿死）。胰岛素昏迷疗程被认为对治疗精神分裂症具有疗效，并在20世纪30至60年代成为了常规疗法。这种治疗方法具有潜在危险性，需要熟练和细心的护理——如果昏迷太深，病人可能会死亡。它是第一个采用**对照试验**验证其疗效的精神科疗法。一半病人服用安定药后进入浅睡眠，另一半则置于胰岛素昏迷之下，医护人员不知道哪些病人用的是哪种治疗。结果显示，两组的疗效是相同的，这迫使精神科医生不得不得出这样的结论：是专心的护理和由治疗激发的希望发挥了作用，而不是胰岛素。这种治疗手段被放弃了。这一效应即"霍桑"效应，而精神病学研究也从此必须始终考虑热情的作用。

热情不应该从精神病学中剔除。许多医学可能最好在一个不带感情的、科学的心智框架中来施行，但精神病学要求其医护人员心怀希望，保持乐观。病人常常会失去希望，需要通过帮助才得重新获得它。希望本身便有治疗作用，正如胰岛素昏迷研究显示的那样。很多研究证实，乐观情绪能够对疾病结局产生影响（甚至在癌症病人中也是如此）。然而，乐观可能会导致过度热情，治疗（包括有效的治疗）的使用也会明显超出其适应证范围。

电休克治疗和脑外科手术

电休克治疗自20世纪30年代一直到60年代的施行之中，肯定是被过多使用了。在此之后，它的使用并未停止，依旧被用来治疗精神分裂症和反常行为，尽管很明显它主要的作用在于治疗抑郁症。最初的治疗是在没有麻醉的情况下实施的。由于它公开声称"治疗"反常行为，因此它的使用，或是威胁要使用它，无疑有时被作为惩罚而误用了。一些耸动的和具有误导性的描绘（例如在《飞越疯人院》中对杰克·尼科尔森的角色实施的未经改良的电休克治疗），仍在激起人们的争论。

在很多国家，公立精神科几乎不可能进行电休克治疗——例如在意大利、希腊和西班牙，还有美国的加利福尼亚州。在英格兰，以及美国的好几个州，已经数次提出议案要求禁止电休克治疗，只是仍未成为法律条文。这其中部分的原因无疑是因为早期的过度使用——很多最猛烈的批评者是那些接受了不当的电休克治疗而没有获益的人。然而，即使对支持电休克治疗的人来说，它多少还是有些令人反感。它看似是对人类最精细、最重要的器官——大脑的"粗暴"伤害。作为具有创造力和知觉力的生物，电休克治疗的体验像是对我们这一本性的冒犯——尤其是我们并不真正地知道它究竟如何起作用。电休克治疗一直遭到基督科学教等团体的激烈反对。

比电休克治疗的过度使用还要令人震惊的，是20世纪50年代初在美国由沃茨（Watts）和弗里曼（Freeman）发起的脑外科手术运动。精神科中的脑外科手术源于在匹兹堡一家钢铁厂发生了一件离奇事故后观察到的结果：监工菲尼亚斯·盖奇（Phineas Gage）遭一根钢条穿透脑部，但却幸存了下来。事故造成的唯一能够看出的损害是他个性的一些变化——他变得随和友善了许多（但也更加行为无忌和满口脏话）。为了减轻无可忍受的慢性焦虑或反常行为，切断与前脑的联系（在钢条穿过的部位）被拿来作为了孤注一掷的尝试。这种手术在欧洲称为脑白质切断术，在美国称为叶切断术，1935年由葡萄牙精神科医生埃贡·莫尼斯（Egon Moniz）首创。他因此于1949年获得诺贝尔奖，但命运的捉弄是讽刺的，他在1955年被一个心怀怨恨的病人开枪射杀。

精神外科或许能够帮助非常有限的一群个体，即因严重的强迫性神经症或慢性抑郁症而完全致残者。它似乎是通过使病人不再对自己的症状感兴趣来起作用的，而不是消除症状。病人体验到强迫性想法，但不会纠结于此，而是能够将它们忽略。手术会带来个性的一些变化——据说病人会变得有点"钝"。

脑外科手术激起了与电休克治疗同等的不安。该手术看起来侵入性过强，过于残酷。对它如何起作用的解释则表浅又难以令人信服。弗里曼和沃茨发展出了这种手术的一个极简易版，仅仅需要局部麻醉即可施行。他们两人淡化手术的风险，巡游美国各地，在大型精神病院里实施了数千例这样的手术。1939至1951年间，在美国施行的此种手术超过了5万例，其中仅弗里曼一个人就做了3439例。当代的技术已大为不同（通常只会损毁数立方毫米的脑组织），而且受到高度的管制。现在在英国，每年只有数十例这样的手术，美国的数字也是一样。尽管如此，脑外科手术仍然是一个具有高度争议的问题，并且在这个问题上，人们甚少改变看法。

精神病学中的政治滥用

精神病学一直以来都有着双重义务——照料个体病人和保护社会。这一"社会控制"的方面必须与个人权利进行谨慎的权衡，尤其是在强制治疗中。在大多数国家，如何掌握这种平衡仍然是激烈辩论的议题。对于南非种族隔离制度下、以及美国南部各州种族隔离期间的黑人，精神科提供的治疗与它提供给白人的治疗差异极大，这常常被视作是政治滥用。类似的，在英格兰，对少数族裔病人强制收容的比率很高（特别是非裔或加勒比裔黑人），这也被引为对不同文化近乎压制的不宽容之一例。这类政治滥用中的政治大概是"小写的政治"[1]。不平等的医疗条件是众多医疗保健体系的特征。这或许是无可辩解的，但很难称它是旨在迫害某一特定群体的有意政策。

然而，前苏联毫不掩饰地利用精神病学压制政治异见，或令其失声，这确实是有意识的迫害。苏联人采用了一种叫做"迟滞型精神分裂症"的诊断，意思是缓慢发展、没有阳性症状（幻觉、思维紊乱等）的退缩和反常。迟滞型精神分裂症被用作了拘禁持不同政见人士的工具，他们反对政府，但并没有明显表现出精神疾病的迹象。当然，一些患有精神疾病的个体确实反对政府，认为政府在迫害他们。苏联在其司法精神科诊所里关押了数字庞大的明显健康的个体。这是一个丑闻，它严重损害了精神病学的公信力（特别是在中欧和东欧）。

苏联精神病学的滥用也带来了一个积极的结果，那就

---

1 即广义的政治，指任何关系中权力不同形式的相互作用。

是在精神病学内部发展起了一场挑战此类实践的国际运动。联合国和红十字会组织定期访问和监督全世界的监狱和拘留所，现在它们将精神病院也纳入到这项例行工作中。国际社会对该问题增强的认识为防止政治滥用提供了最强有力的保护。

无限的精神病学：包罗一切的诊断

精神病学已踏上了公共卫生的中心舞台。在世界卫生组织公布的前十名全球终身致残疾病中，精神疾病就占了四种。抑郁症目前位列第二，并且预计会在2020年登上首位。已有4400万美国人接受过抑郁症的治疗。这应该说是好消息还是坏消息呢？这可能是久已盼之的对精神疾病负担的认识，因为歧视的减轻改善了精神疾病的发现和记录（并且大概也改善了治疗和康复）。另一种可能是，现代生活和人口的老龄化引发了更大的压力和更多的精神疾病。然而，一些早已确认的严重精神疾病（如精神分裂症和双相型障碍）的发病率似乎并没有变化。

精神疾病的增多会是一种错觉吗？是否有其他因素在

起作用？如果我们不密切注意这些因素的话，精神病学会不会误入歧途？精神病学现在所处的环境与其起源时天差地别。在步入21世纪时，医学已经能够有效地发现和控制它在20世纪初期的那些弱点（职业上的自大和无知）。但是，当前的风险可能更多地源自精神科医生在不知情的情况下服务于他人的目的（福柯认定他们一贯如此）。那么，还有什么人另有目的呢？

病人

精神疾病诊断源于病人和医生之间的对话。病人诉说自己的担忧，精神科医生将这些忧虑对照自己所知的疾病种类进行检验。在这一交流中，双方都能对什么是"精神疾病"的阈限产生影响。我们作为个体怎样解释自己的体验？什么是我们可以接受的（即使是不愉快的、困难的），什么是我们认为不可接受、值得报告和需要帮助的？我们现在比以前更愿意寻求帮助，而且是寻求专业人员的帮助，要换了是在从前，我们可能就忍了，或只是求助于亲朋好友。对抚养孩子的焦虑、对感情关系的失望、丧亲之痛以及创伤后的苦恼——所有这些现在都被认为是精神病学评估及可能进行干预的合理领域。

社会已经放弃了无动于衷的态度，转而拥抱心理学和心理治疗。这样做的结果是，社会已变得大为宽容和公平。我们的感情和内心生活得到了严肃的对待，分享它们、"理解我们的情感"被认为是理所应当的。因此，我们寻求帮助以理解它们，也在它们变得难以承受时寻求帮助以释放它们。

这些变化导致了对心理咨询和心理治疗的需求剧增，对抗抑郁药和抗焦虑药的需求也同样如此。在英国医生所开的抗抑郁药中，96%来自家庭医生的处方。这些药所开的对象中，大部分是这辈子都不会去瞧精神科医生的，而且其中很多人在20年前几乎不会被视作有病。这并不完全是一件坏事——很多病人从这些治疗中获益。但是这里面存在风险。随着治疗门槛的降低，需要治疗的病人遭到忽视的风险减小了，但并不能获益的人反而得到治疗的风险却增大了。依赖药物缓解情绪还可能妨碍我们寻求其他的途径。死守不幸的婚姻，寄望药物令其改善，这不是明智的长远策略。与此类似，我们的期望值会在不知不觉中改变，个人的适应力可能受到侵蚀。

我们从精神科医生那里寻求的治疗甚至可能使情况更

糟。医生过多地开安定等镇静药物导致了依赖性迅速增强，而且这种依赖扭转起来非常困难。一些研究显示，严重交通事故或孩子流产后接受例行咨询不只是没有帮助，甚至可能**延缓**康复。或许对有些体验来说，最好的处理办法是将其抛在身后，完全忘记。在自然灾害中，提供咨询可能会分散促进自助和社会凝聚力的精力和资源。

"巨无霸制药公司"

一边是医学界，一边是研究、制造和贩卖我们所使用药物的公司，对这两者之间的关系，人们越来越感到不安。在美国，开发一种新处方药的费用估计为8亿美元。因此制药业越来越集中于一小群触角无所不在的跨国公司手中。统计数据是令人瞠目的。从分离和专利注册一种分子，到各种试验和检测，再到向病人初次开出常规处方，这中间平均要花上多达10年的时间。而新的分子中只有1%能够成功地走出试管阶段，真正发展为处方。所以研发费用是极其高昂的。辉瑞（2005年最大的制药公司）的研发费用比一些欧洲国家全国的科研经费都还要高。

因此这些药物的市场营销残酷无情也就不足为奇了。医生和这些公司的经济关系暧昧可疑。在美国，为精神科医生举办的教育会议超过一半由制药公司资助。提供给这些医生奢华的住宿和旅行条件成为常例，几乎不加掩饰地诱使他们开出处方。直到不久之前，精神病学一直对此免疫，因为精神科药物价格极为低廉。然而，新一代的抗精神病和抗抑郁药要昂贵得多（在美国，较新的"非典型"抗精神病药要花费每个病人2000至3000美元一年，而过去的药物则为100至200美元一年甚至更低；较新的抗抑郁药每年的花费也要达到数百美元，而旧有药物（如丙咪嗪和阿米替林）只需要花上"几个子儿"）。一种新药的专利有着严格的时限，因此制药公司通常必须在药物上市后10到15年的时间内收回所有的研发成本。随着制药公司的财力开始对精神病学专业施加影响，社会和心理干预（两者都没有这样的财力支持）地位开始降低也就不奇怪了。

"巨无霸制药公司"受到指控，说它们扩大了可治疗精神病症的范围，从而达到增加药物销量的目的；说它们正在创造对其药物的需求，而不是为已存在的需求开发药物。百忧解巨大的成功导致了临床抑郁症这个概念的扩展。越来越轻的病例接受了治疗。百忧解的标志性地位帮助减轻了对抑郁症的歧视，但也使自己成为了一种"生活方式"药物。大部分大学生都认识有在服用抗抑郁药的同学——这在一代人以前是不可想象的。在这些药物的市场营销作用下，诊断模式发生了变化。在针对某些病症的药物获得了治疗许可后，对这些病症的诊断明显增加了，如PTSD（创伤后应激障碍）和社交恐怖症（一些人认为这一病症只是极端的害羞）。

更令人担忧的是，开给儿童的精神疾病药物大量增加。儿童精神科医生给儿童开出精神药物的情况在过去难得一见，现在却成了常态。这其中，增加最显著的是ADHD（注意缺陷/多动障碍）的诊断和治疗：7%的美国小学生被诊断患有注意缺陷/多动障碍（它在男孩中的比例为十分之一，因为男孩被诊断为注意缺陷/多动障碍的可能性是女孩的三倍），其中一半在使用刺激性药物。

20世纪90年代美国利他林（哌甲酯）的处方量上升了6倍，并占了全世界处方量的85%，但是欧洲正在迅速追上来（2002年英国开出的处方为15万张）。儿童精神科医生坚持说，诊断是谨慎的，而且只会在心理治疗无效之后才开始使用药物，但是这样的数字明显是说不通的。且不论诊断是否合理的争议，这无疑是一个精神病学实践受商业目的急促推动的例子。

在结束关于制药业的讨论之前，我们需要承认制药业对人类健康和福祉做出的极为积极的贡献。无视因惊人研发费用产生的经济压力，对各种营销手段表现出惊讶，那就实在是太过天真了。然而，制药业因其规模和影响力的剧增所引发的伦理问题并不仅限于精神病学。这些问题包括了利用伦理标准可能不那么严格的较贫困国家开展研究，而在那里参与药物试验的病人可能永远都不会有资源来从成药中受益。创造欺骗性的健康需求来销售产品，这一诱惑力在心理学领域尤其强大，因为几乎每个人都希望能"感觉好一点"。这就需要开诚布公的辩论和更为严格的指导标准。

信度和效度

精神病学的诊断已开始向基于标准的系统发展（见第一章中抑郁症的诊断标准）。传统的方法是通过广泛熟悉正常和异常行为来进行模式识别和反映共情，现在的方法则是一个仔细列出所存在的病症特征的过程。这种改变是针对诊断方法存在令人无法接受的各种不同版本而作出的反应。新的诊断体系（在《诊断与统计手册》第三版、现

在又在第四版中进行了阐明）还竭力避免对精神病学理论
的依赖，这些理论在以前曾经导致了众多的争论。当然，
是否真正能有一个完全"非理论性的"诊断体系是可以探
讨的。

新的诊断体系更强调**信度**（即确保不同的精神科医生
在面对同样的症状时，总会得出同样的诊断），而不是**效
度**（即确保某一特定诊断的病患都有类似的结局或治疗
反应）。当然，目标是达到最大的信度和最大的效度。然
而，良好的信度并不一定能保证良好的效度。我们都对界
定的特征达成一致这一事实并不意味着它真的是"什么东
西"。例如，17世纪的搜巫者被认为非常可靠——他们都
同意什么是能泄露女巫身份的种种迹象，因此总是能对谁
是女巫达成一致，然后再将她们烧死。我们不会说他们真
的"识别出了"一个女巫，因为我们不相信女巫的存在，
但搜巫者的方法无疑是非常可靠的。

信度可能会被错误地和效度联系在一起，于是，基本
上只是因为精神科医生就如何界定和识别某一疾病达成了
共识，该种疾病就被赋予了某一诊断地位。我已经提到了
数个这种有争议的诊断——例如社交恐怖症和注意缺陷/

多动障碍——但是还有一些实际上可信性更低。尼古丁和咖啡因"使用障碍"现在都是正式的精神病症，但没几个人会认为这些是精神疾病。与此类似，有一些行为模式获得了高度可疑的诊断地位（因此可能要接受"治疗"）。一个例子是青少年的"对立违抗障碍"，这听上去非常可疑，因为它非常接近对一个怎么都不听父母话的别扭青少年的描述。

精神病学的轻信性

精神科医生总体上来说都是些容易相信他人的家伙。他们倾向于病人说什么就信以为真。这一点在心理学家戴维·L. 罗森汉姆（David L. Rosenham）的著名研究"疯狂场所的清醒"中得到了生动的展示。1973年，他让8名志愿者跑进美国的急诊室，向医生主诉说自己头脑里有声音在说"空的"、"中空"或"砰的一声"。这8名志愿者全都被收治进了精神科病房，即使是他们进了病房后行为完全正常也不让走。最令人吃惊的是，他们每个人平均在医院住了接近三星期才获准出院。更糟糕的还在后头，他们中的大多数出院时获得了一个"精神分裂症缓解期"的诊断。因此，当时出现对信度的强烈呼声就毫不令人奇怪了。

由此可见，存在数种力量作用于精神病学（包括研究者固有的好奇心），导致其有持续扩张的态势。至于这是否是人们希望看到的发展，这个问题不应该仅仅留给精神病学这一职业领域自身来决定，而是需要在更广阔的社会范围内（即你们）进行讨论。

人格问题和成瘾

精神科医生一直在应对药物和酒精成瘾的后果。他们一直以来也认识到某些个体组群的人格显著异常，会导致无穷的问题。这些问题引起人类苦恼的程度是无需争辩的，而且此类个体在精神卫生事业中能够大量遇到。然而，对于它们在**根本上**是否是精神病症的问题，以及精神科医生是否应该负责治疗它们，正反双方都掌握着有力的论据。这不是简单的学术争论，可以让双方各自作出适合自己的决定。存在这些问题的人可能、或者已在接受违背自己意愿的治疗。

对立违抗障碍的DSM IV诊断标准

A 抗拒的、敌意的和违抗的行为模式持续至少6个月，在此期间存在下述其中4项（或更多）：

常情绪失控

常与成人争吵

常主动违抗或拒绝遵从成人的要求或规则

常故意激怒别人

常把自己的错误或不当行为归咎于他人

常易发火，或容易被他人激怒

常愤怒和怨恨

常怀恨在心或心存报复

注意： 只有该行为的发生频率高于一般观察到的同龄和同发展水平的个体时，才认为符合诊断标准。

B 行为紊乱导致有临床意义的社交、学业或职业功能损害。

C 这些行为不只是在精神病性障碍或心境障碍的病程中发生。

D 不符合品行障碍的诊断标准，而且如果个体年龄为18岁或以上，不符合反社会型人格障碍的诊断标准。

精神病学中的强制

在任一社会里，精神病学都允许强制治疗——这包括西方社会在内，尽管它们建立在把对个体自由的尊重置于法律之前的原则上。这一引人注目的例外情况是基于如下的观察：在疾病的发病期间，个体的判断力受损，没有能力作出理性的决定；精神疾病常常包含正常功能的"断绝"，并导致病人脱离正常的自我。举例来说，学习功能不良的人同样可能无法作出有依据和理性的决定，因为他们从来没有发展出这种能力，精神疾病则不同，它们最显著的特征是**变化**。大多数社会本着保护显然"不是他们自己"的个体的人道主义愿望，都准许执行强制治疗的家长式条款。对于患病期间的行为，病人在康复后与我们大家一样也表示担心，这种情况更增强了强制治疗的决心。很多人甚至为接受了强制治疗心怀感激。

律师会认为这些是棘手的领域。就儿童、学习能力不良者和痴呆患者来说，对他们是否具有作出治疗决定的"能力"（**理解**信息的能力、**信任**信息提供者的能力，以及**记住**该信息并据此作出决定的能力）的标准评估是适用的。然而，当问题出在判断力和心境、而不是智力的时候，这样的评估就不管用了。违背病人的意愿对其进行强制治疗，这最终取决于精神科医生的结论，即病人患有某一精神疾病，这一疾病导致他们目前所作的决定不是本人通常会作出的。需要注意的是，这其中包含了精神科医生对病人没病时**通常会怎么做**或想要什么的一个判断。强制有时也作为一种短暂的安全措施用于那些"一时精神错乱"的人——例如，在陌生的环境中极度惊恐的个体，分手后在绝望中有自杀或自伤倾向的年轻人。

严重人格障碍

对于通常发生于男性的病态人格和反社会型人格障碍，以及通常发生于女性的边缘型人格障碍，精神病学的态度带来了伦理和概念上的问题。病态人格者是冷酷、麻木的个体，他们对他人无法产生共情，由此可能犯下可怕的罪行。他们毫不考虑给他人带来的后果，而且事后不会表现出任何懊悔。这些人常常在很小的时候就可以看出来（杀死宠物、纵火等）。由于他们以自我为中心，不会顾及他人的感受，因此可能会极其成功；有人开玩笑地提出，轻度的病态人格对成为一个成功的政治家来说是必不可少的。与反社会型人格障碍者一样，病态人格者常被和脾气暴躁、行为暴力的个体画上等号。这个群体给监狱和刑事司法系统带来了巨大的问题。

在一些国家，精神科医生以满足拘禁精神病人的同样条件拘禁这些个体。这种做法被批评为是滥用权力。强制治疗的正当性主要基于这样一种信念：病人现在并未作出正常情况下会作出、康复后仍会作出的决定。为证明强制的合理，病情通常不应是永久性的，并且有一定的信心相信治疗能够加速康复。严重人格障碍的情况不满足这些条件中的任何一条。严重人格障碍者的行为反映着他们的人格——他们真实的身份认同；这些行为于他们本身而言既不是反常的，也不是一时的，并且至今没有确切的证据表明强制治疗会使这些行为发生显著改变。

这些人对社会提出了严峻的挑战。他们常常犯下严重的性或暴力罪行，而且在监狱工作人员看来，由于他们几乎没有作出什么改变，很明显这些人会再次犯罪。在英格兰，这些人被贴上了患有危险严重人格障碍（DSPD）的标签，并且建起了配备大量人员的新病房来对他们进行治疗。但是，与苏联制度下对政治犯的拘禁相比，精神科医生对这些病人有可能无限期禁闭的做法（不同于违法后在监狱服一定的刑期），滥用权力的程度就要轻一些吗？相关人员所表达出的人道主义关切并没有能够解决这个伦理困局。

在西方世界的年轻女性中，各种自我伤害行为出现了急剧上升。服药过量和割伤成为精神病院和监狱中女性病人或犯人的常见现象。病人看似失去控制，明显处于痛苦状态，并且作出常常看起来是愤怒和绝望求助掺杂在一起的自我伤害行为。精神科医生对此感到负有责任却无能为力，他们常试图通过将病人强制禁闭在提供监护的病房里来"控制"局面。不幸的是，情况可能会更加恶化——病人作出更多自伤行为，精神科医生为控制局面不断对病人加强约束。一个大声疾呼的压力团体主张，这些女性对她们的身体做什么是她们自己的事，精神病学违背她们的意愿对其进行治疗是踩过了界。他们指出自残是有文化先例的（在很多社会里，宗教和仪式性地划伤自己是常见现象），并且强调医学、尤其是精神病学一再地剥夺女性对自己身体的自我决定权。

药酒滥用

对药酒滥用存在着类似的一系列争论。药物或酒精的滥用都可能伴随精神疾病，两者也都可能导致精神疾病。在这些情况下，精神病学参与其中是没有问题的。但是，药物或酒精的滥用本身是精神疾病吗？将成瘾当作疾病来对待是20世纪40年代的一种人道主义冲动，这发生在1939

年嗜酒者互诫协会成立之后，目的是帮助成瘾个体脱瘾和戒酒。世界上最大的自助团体（嗜酒者互诫协会（AA）和吸毒者互诫协会（NA））都认为成瘾是一种终身的疾病，尽管它们依赖人际的和精神的支持来对付成瘾，而不是医学治疗。

AA和NA认为成瘾者与其他个体存在根本性的差别，他们将永不可能再明智地使用药物或饮酒。然而在精神病学内部，观点却并不一致。很多人将成瘾看作是和任何其他精神病症一样需要治疗的疾病。另有一些人则将药酒滥用视为能够导致精神疾病的危险习惯，但认为它们本身不是精神疾病，因此说到底是个体自身的责任。物质滥用的医学化受到了批评，说它削弱了有效的公共卫生措施，例如提高价格和限制可获得性。这后两种措施均被证明能够减少饮酒，以及与饮酒相关的疾病和死亡。

提供帮助（如为应对戒断反应开出药物）和支持（以建立有度的生活方式）是没有争议的。人们的顾虑来自对强制手段的使用，而在大多数国家，强制手段虽然普遍，但限制在一定的范围内。然而，在斯堪的纳维亚半岛、东欧和俄罗斯的大部分地区，广泛存在专门的精神病院来对酒药成瘾者进行较长期的禁闭和治疗。这种做法正当吗？酗酒或药物滥用的后果无疑是灾难性的，甚至会导致死亡。但我们中很多人都会作出愚蠢的决定并承受其后果——吸烟或许比饮酒更危险，但我们并不会强制治疗吸烟者。醉酒时混乱的思维和糟糕的判断力作为精神科干预的理由也是值得质疑的，因为醉酒的明确目的便是通过模糊灰暗的现实来改变判断力。

越来越先进的遗传学和流行病学有助于识别那些酒药滥用风险较高的人。人们已经充分认识到，在酒精的耐受和代谢能力上人种之间是存在差异的。这些发现更加强了这样的论点：即这些情况并不纯粹是个人的选择，而是病症，在很大程度上就像精神分裂症是一种病症一样——我们只不过是还不像了解精神分裂症那样了解它们。有人甚至提出，自毁式的酒药使用**肯定**是精神疾病的结果。显然这个问题仍然没有定论，而且精神病学对药酒滥用病人的干预将会继续引起争议。

精神错乱辩护

精神病学中对强制的争议涉及的是对个体权利的不公正剥夺。然而，早期精神卫生立法的一个重要动机则是为了保护病人不因患病时犯下的罪行受到惩罚。社会一直对这样的惩罚心存不安。在19世纪时，杀婴不被当作谋杀来对待，因为对在患产后精神病期间杀死婴儿的母亲，陪审团拒绝将她们定罪和送上绞架。

确立犯罪意图（"有罪的思想"）的重要性使得精神科医生和法庭之间建立起了长期的痛苦关系。确定某人在犯罪时是否精神错乱（即不能判断其行为的意义并意识到它们是错的）原则上简单明了。但是到了个案中，它常常远没有那么容易。与此类似，病情严重的病人因为不能充分理解法庭上发生的事情，可能会被认为不适合答辩而送院治疗。大多数国家会基于精神病学评估接受不适合答辩的判定，或基于精神错乱作出无罪裁决。

法庭上真正的问题是基于精神疾病的责任减轻——尤其当犯罪行为本身是疾病最明显的表现的时候。对于严重紊乱的病人来说，这个问题不大，因为其犯罪行为只是该疾病很多迹象的其中之一（例如因危险驾驶而出庭受审的躁狂病人同期还有不作睡眠、穿着奇装异服、花光所有钱财等表现）。将人格障碍作为辩护理由（如病态人格者不注意或不关心其造成的痛苦）则不然，因为它冲击了作为刑事司法体系根基的自由意志和个人责任概念。大多数罪犯都有梦魇般的童年经历。很多人遭受过虐待。很少有人拥有技术性工作或稳定的家庭可以依靠。所以在审判中我们可能会徇情枉法并不奇怪。但是，引述这些导致犯罪的特质作为减轻惩罚的借口，这是不是循环论证呢？这种伦理困境在患有阿斯波哥尔综合征（孤独症的一种较轻形式）的个体身上表现得格外尖锐；他们无法以他人的视角来看待这个世界，也无法理解他人的动机，尽管他们可能极渴望这样做。

在实践当中，罪行越严重、风险越大，作出决定就越容易。当代替有罪裁决和入狱的是住院治疗（有时是监禁下的住院治疗）时，法庭和陪审团作出宽恕犯人的决定就会感到更放心些。在罪行较轻的案例中，惩罚不是那么严重，而且只是为了震慑犯人让其不敢重犯，这样的情况下有人就提出精神病学辩护是不正当的，并且从长远来说也许对个体没有好处。托马斯·萨斯（第五章）坚持认为，精神病学辩护是对个体基本权利和义务的一种剥夺。精神病学辩护通常得以接受的情况是在个体的病症对所有人来说都明显可见的时候。

有时病症唯一的证据就是犯罪行为本身。有过几个受到公众广泛关注的谋杀案例，案中罪犯否认对犯罪有任何记忆，声称它是在一种"自动状态"（梦游般或分离神游的状态）。在一些更极端的案例里，"多重人格"被提了出来，即是说某一单一个体拥有数个充分发展的身份认同，它们彼此之间完全独立。这是一个很有吸引力的概念，激发了大众的想象力（例如，罗伯特·路易斯·史蒂文森[Robert Louis Stevenson] 1885年的小说《化身博士》，还有1957年的电影《三面夏娃》）。

假定存在的机制如下：某些精神功能得到极为成功的潜抑，只有通过深入的心理治疗才能触及，或只有在高度特定的情形下才能"激发"出来。这在所声称的童年期性虐待案例中，具有极其巨大的精神病学/法学意义。长期以来，儿童遭受家庭成员性虐待的程度在精神病学中一直富有争议。钟摆来回摇摆于两个极端，一端认为童年期性虐待是常见创伤，能够导致神经症，另一端则认为这种情况十分罕见，大多数报告都是源于当前痛苦和困惑的"虚假记忆"。目前的推断倾向于相信诉说儿童时期性虐待经历的成人。这种情况导致在一些广为报道的案例中，当

"恢复的记忆"被挖掘出来之后，家庭出现了分裂。这一论点的正反双方都有精神科医生站队，一方强调被潜抑多年的虐待的破坏性作用，另一方则相反，强调过度热情的治疗对病人的暗示作用。

精神病学：存在争议的实践

精神病学实践大概永远都会是有风险的和存在争议的。很多精神科医生主张更有限度的方法，将其限制在可明确识别并达成共识的那些精神疾病上："我们应该坚持治疗已诊断出的疾病、精神分裂症、神经性厌食、抑郁症，并接受除了精神疾病之外，人类的苦恼还有很多其他原因。""我们应该将社会政策和伦理留给政治家和哲学家。"这一论点是很有吸引力的。精神病学的历史充满了越界的例子。但正如我们从本章了解到的，这并不完全取决于精神科医生——还有其他的利益相关方和强大力量在起作用，其中还涉及宽泛的道德问题和重要的潜在利益。

科学的发展扩大了我们能力的范围；家庭和病人不断提高对我们的期望；政府和制药业以新的需求、诱惑和机遇来挑战我们。我们只有放弃进步和创新才有可能避免争议和潜在的犯错风险。但那样做的话，就意味着违背了精神病学的承诺或义务。骑跨在硬科学和人类行为及雄心的领域之间，精神病学想要不引发争议是完全不可能的。争议与生俱来，而且正如我们即将在第七章探索的那样，它可能会变得更糟。

第七章

进入21世纪

新的技术和旧的困局

无论他做什么，他都不可能成大器。

（阿尔伯特·爱因斯坦 [Albert Einstein] 的老师，1895年）

未来计算机的重量可能至多不超过1.5吨。

（《大众机械》，1949年）

我们不喜欢他们的声音，而且吉他音乐正在失宠。

（迪卡唱片公司对"披头士"乐队的评价，1962年）

预测未来是有风险的。21世纪之初的精神病学与其仅仅几十年前的面貌就已经大为不同。谁能想象得到，我们不仅能够视觉化呈现活的大脑的细微结构，而且还能在它出现特定情绪或幻觉时看到不同区域高亮起来？谁能预见得到，计算机可以作出诊断，心理治疗可以在网上进行，而且都没有精神科医生或心理学家的参与？精神病学正发生变化，而且其变化的速度更加激化了第六章提出的困局。乐观主义者相信，随着精神病学科学基础的日益牢固，这些困局会逐渐消失，但现在并未有证据显示这种情况的发生。产生顾虑的领域可能会有改变，但它们看起来似乎一如既往地紧迫。

脑科学的进步

我们对大脑功能的了解将会继续不断加速。在越来越强大的大脑造影和测量工具的驱动下，神经科学已成为生物医学研究中**最**"热门的学科"。长久以来，大脑一直是个神秘的、似乎惰性的器官，没有活动的部分。现代成像技术揭示了大脑的动态，使我们观察到它在刺激下单个区域按照一定顺序激活，活动在其中传布。而且不仅对外界的刺激是如此，解决数学问题、甚至区分我们喜欢或不喜欢的人的图片时也是如此。

这一飞跃源于成像技术的发展。在过去的一个多世纪内，解剖学家已经对大脑的结构进行了非常详细的研究。通过检查因中风而丧失不同功能的病人的大脑，他们识别出了不同脑区的功能。脑部的萎缩或损害可以由尸解或X射线技术显现出来。显现的方式后来发展为向血流中注射染料或向脑室（脑部通常存在的充满液体的空腔）中注射空气。随着计算机化轴向断层显像（CAT）扫描及后来磁共振成像（MRI）扫描的出现，身体结构的造影向前飞跃了一大步。这些技术利用磁场创造出身体任何部位（包括脑部）的"切片"图像——图像细节之清晰令人惊叹，再通过这些图像建构三维画面。但是，尽管这些技术在诊断脑肿瘤和确认痴呆方面极为得力，对大多数精神病症却起不到什么帮助。确实，"功能性障碍"这个术语长期以来一直作为各种精神疾病简称的原因，正是因为这些疾病中没有显现出结构异常。

功能成像是精神病学的又一个进步。现有三种不同类型的功能成像——测量增加的血流、通过使用标记性化学物质测量细胞代谢，以及现在甚至可以直接测量神经细胞

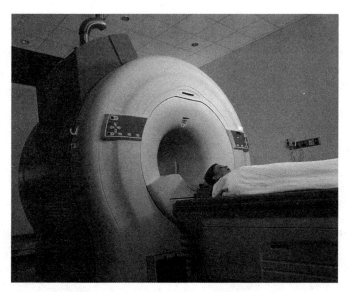

图14　磁共振成像扫描仪：对大脑结构首次真正的细节造影

的电活动。我们现在能够证实，思考和感受反映在大脑不同部分的活动中，而当病人出现幻觉时，其大脑活跃的部分与我们听到真实的声音时是相同的。功能成像确认了脑活动的复杂性和相互关联性。

这些成像技术已经改变了精神病学吗？当然，它们扩充了知识，并帮助我们了解与疾病相关的脑内生物化学系统，而这又帮助改善了药物研究。不过到目前为止，在临床实践中还没有作为成像技术直接结果的巨大进步。针对帕金森病的一些早期实验正在进行，研究人员试图将脑细胞移植到已被证明活动有缺陷的脑区。甚至还有研究人员试验将极小的"电池"植入某些慢性抑郁症患者的脑中，以观察它们是否能够刺激神经递质释放的增加，从而缓解抑郁。

这距离很多电影里将微型计算机芯片插入大脑、控制行为的"电子人"幻想还非常遥远。神经科学家明显并不情愿开发干预大脑的方法来治疗精神疾病。直接干预个体

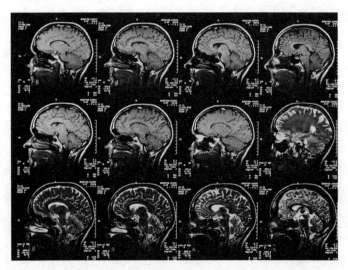

图15　单次磁共振扫描的一系列脑部图片。每一幅图片都是大脑结构的一个"切片"，并可由此构筑三维图像

的意识，使其脱离本人的控制，这会在科学家中产生强烈的抵触情绪，就如同我们其他人也会对此强烈抵触一样。不过，与之形成鲜明对照的是采用外科手术和细胞移植治疗帕金森病等大脑疾病，因为这些方法不牵扯到自我人格。

人类基因组和遗传学研究

自从克里克（Crick）和沃森（Watson）于1953年阐明了DNA的双螺旋结构以来，遗传学研究就处于超速发展状态。原来占据遗传学这一领域的是应用孟德尔定律的动植物育种家，以及追踪血友病、亨廷顿病等家族性疾病的医学研究者。现在它已经发展成绘制出染色体和基因本身图谱的工程。过去，遗传学家只能告诉病人他们将疾病遗传给后代的统计学概率。而如今，在某些情况下他们能够确知病人是否携带某一疾病，甚至预测存在风险的个体未来数年内是否会患上这种疾病（例如亨廷顿病的情况就是这样；它是一种罕见的既有精神表征、又有行动表征的痛苦疾病）。

　　然而，没有多少精神病症具有简单的"孟德尔氏"遗传模式，即一半（显性）或四分之一（隐性）的后代注定要患病。大部分主要的病症（例如精神分裂症、双相型障碍）确实存在家族聚集性，并且有不可否认的遗传成分，但几乎可以肯定的是，这其中有数个基因在起作用，而且识别它们非常困难。已经出现过很多次虚假的曙光了。当前最可能的候选基因是神经调节蛋白－1（它在冰岛和苏格兰西部的精神分裂症家族中被识别出来）。然而，这个基因比精神分裂症的分布要广——可能携带这一基因的人群高达30%。神经调节蛋白－1似乎是患上精神分裂症的**必要条件**，但并非**充分条件**。某些生活经历（或者可能是与其他基因的结合）对发病也是必需的。由此，它表明了先天和后天之间的相互作用。这也许可以解释为什么过去的"非此即彼"理论怎么都解决不了这个问题。它给了我们希望，那就是即使致病基因的携带者也有可能防止精神分裂症的发生。

　　尽管遗传学研究还没有对临床产生重大影响，但在实践中它已经切实地激发起了思考。如果知道自己的孩子患精神分裂症或抑郁症的概率比平均水平高，我们愿意承担何种水平的风险？一旦致病基因确定无疑地被识别出来，开始对这些病症进行筛查在伦理上是可接受的吗？如果我们也能够识别聪明的基因——可以对聪明进行筛查吗？筛查意味着选择。通常只在某一个体想要知道是否开始或继续怀孕时才会进行筛查。

早期识别

一些有精神分裂症病史的家庭已经在面对这些问题了。在澳大利亚，一个致力于尽早治疗年轻精神分裂症患者的机构已经开始成功地识别具有高发病风险的个体。他们通常是有精神分裂症患者的家庭中的青少年，本人亦表现得"古怪"或"退缩"，并报告不同寻常但并不明确是精神病性的体验。如果相当肯定某个年轻人很可能会发病，这个医疗团队应该提供抗精神病药的治疗吗？他们做了一个实验，对一半的参与者提供了药物，对另一半人则给了安慰剂。接受药物的实验者较少患上精神病。然而，并不是所有未接受药物的实验者都发了病（换句话说，如果这不是实验的话，他们可能会不必要地用药）。对处于这样一个发展的敏感阶段的年轻人来说，其影响显然会是巨大的。随着技术的进步，我们将越来越多地面对此类决定，以上只是其中的一例。

精神疾病中基因识别的明确性仍然有很长的路要走。为了避开精神病症而进行任何大规模的遗传学筛查，都不可避免地意味着人类行为的丰富类型会稳定地减少。进行这种筛查会让我们在多大程度上感到快乐呢——一个没有凡·高（Van Gogh）或舒曼（Schumann）的世界？

洗脑和思想控制

大多数关于精神病学令人恐慌的幻想通常都和它"可怕的力量"有关。20世纪50年代朝鲜战争期间，"洗脑"这个术语首次得到使用，自此关于它的恐惧就越积越深了。事实上，除了认知和集体心理学中众所周知的知识以外，精神科医生对此类手段知道的并没有多多少。精神科医生和心理学家确实在如何劝说他人方面给予政府和军方建议，但是他们的方法并不比成功的广告公司更先进（甚至可能**不及**它们先进）。

米尔格拉姆（Millgram）的著名实验常被错误地引证为体现这种力量的例子。他使用演员证明，如果被告知这是心理实验的一部分，寻常人会对他人实施重度的、甚至威胁生命的电击。这个研究并没有证明心理学的可怕力量，而是证明了我们每个人都有更令人害怕、但很常见的将判断力交给"权威"的倾向。

一些较早的"科幻"作品证明无误的情况是，改变情绪的药物被广泛使用。在奥尔德斯·赫胥黎的小说《美丽新世界》中，"唆麻"是一种在极权国家里麻痹大众、使其满足和顺从的药物。那么，当20世纪90年代末30%的法国成年人在使用精神药物，当10%（而且还在上升）的美国学龄男孩在服用利他林的时候，我们距离《美丽新世界》中描绘的景象还有多远呢？这些药物越来越容易获得，它们不仅用来治疗精神疾病，而且用来增强健康人的舒适感。现在很多人用"比健康还要好"来形容这些"特制"致幻药的效果。人们一直以来都在用娱乐性药物自我医疗，但是现在处方药被广泛用于应对正常的生活压力。

精神病学有可能侵入我们生活的各个方面，并将人的境况"医学化"，而对更简单、更可靠、但依靠民主协商的诊断方法的强调（我们在第六章讨论过）愈加增强了这一风险。过去，只有感觉到病人的体验和行为在根本上

"不同"时，精神科医生才会确诊，这就限制了精神疾病人群的规模。如果仅仅因为病人的一系列主诉就自动得出诊断（而不经过以上判断的过滤），那么对其扩张就没有什么限制。我们越来越鼓励自我表露和留意自己的感受，这也许是为什么认为自己抑郁或焦虑的人数剧增的原因。大多数人欢迎这种对人的体验更加包容、更加开放的方式。同样，大多数人支持在精神病学咨询中体现出一种更为平衡的关系，即更加严肃地看待病人的症状，而不是精神科医生的先入之见。但是，随着我们越来越多的生活组成部分被贴上精神病症的标签，我们是否对这样的结果感到高兴呢？

旧困局的新形态

尽管有着以上提到的种种问题，我们进入21世纪时所遇到的困局其实和进入20世纪时惊人地相似。精神病学中的强制没有消失——某种程度上来说还增加了。与此类似，对精神病学可能抹杀个体差异、将人类物化的恐惧依然强烈。这一冲突从前体现在大型收容院压倒性的同一和病人的尊严之间的斗争，现在则体现在"循证医学"和"后现代个人主义"之间的较量。社会和精神病学一直都会维系（或许也**应该**一直维系）一种脆弱的关系，在对一小部分具潜在危险性的个体进行社会控制的过程中平衡对病人和对社会两者的责任。这些辩论的经久不衰表明，它们不是单纯的技术问题。它们折射出精神病学作为一门学科与生俱来的张力和矛盾，而这些也正是我们开始本书时所讲到的。

精神病学会在21世纪存活下来吗？

在精神病学史的大部分时间里，人们都预测说它的终结近在眼前。乐观主义者（特别是医学和生物学研究者）认为会出现惊人的突破，像抗生素打败结核病或种痘根除天花一样驯服精神疾病。精神卫生运动也曾希望理性的子女养育、酒精消耗量的下降和社会条件的改善能够令精神分析师和心理治疗师无用武之地。这种情况至今还没有发生。现代医学的成功带来了老龄化人口的挑战，抑郁症和阿尔茨海默病的病例都出现了增长。随着对待个体情感的态度愈发开放和尊重，对咨询和心理治疗的需求出现剧增。精神科医生和精神卫生专业人员的人数在全世界范围内都呈不可阻挡的上升之势。单纯从精神病学从业人数和对精神卫生服务不断增长的需求来看，显然精神病学应该会持续繁荣。

但是精神病学将来的面貌会跟现在一样吗？情况毫无疑问是在变化的。心理学和心理治疗手段会从更为传统的医学治疗精神病手段中分离出来吗？在世界的很多地方，精神病学才刚刚从神经病学中独立出来，但是我们现在已经听到强烈的呼声，要将精神病学和神经病学重新联合起来，这一要求被视作是未来更为强大的医学精神病学一个符合逻辑的发展。很多精神科医生已经自称"神经精神科医生"。在许多德国式体系中现在就是这种情况。在一些医疗体系里，精神科医生负责诊断和住院病人的治疗，强调高度科学化的医学模式。对残疾病人的长期离院治疗由社会工作者和心理学家/心理治疗师来承担，并更多地借助人际的力量。这些压力并不是新出现的。新的情况是，受过高度培训、掌握必要技术的临床心理学家、护士和社会工作者大量涌现。责任和权力结构正发生转变，大相径庭的医疗实践正各自不断发展。

这些发展是合乎逻辑的。知识的拓展促进了专业化，所以精神病学出现一些细分是不可避免的。尽管如此，精神病学正在坚守自己作为一门学科的阵地。独立于神经病学或内科学之外建立精神病科仍被视作进步的标志。与此类似，当人们能够选择的时候，他们仍然希望医学专业知识（或者说是权威？）能够与精神病学传统上对心理和情绪的敏感结合起来。精神病学的医学血统使人们放心，然而很少有人相信它真的**只是**医学的一个分支。

心智和大脑不是一回事。精神疾病（以及由此而来的精神病学）的界定特征仍然对我们的自我意识和最亲密关系产生着影响。解决这些问题是精神病学的标志，而且没有证据表明社会正对它失去兴趣。即使过了一百年，仍然可能会有这样一本关于精神病学的小书。